パーキンソン病の診療の進め方

長く向き合うために必要なこと

著 川上忠孝
新小山市民病院副院長，神経内科部長

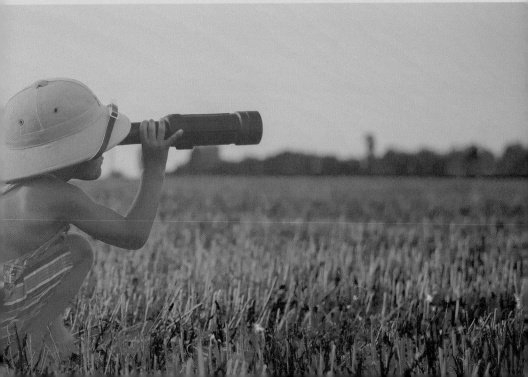

謹 告

本書に記載されている事項に関しては，発行時点における最新の情報に基づき，正確を期するよう，著者・出版社は最善の努力を払っております．しかし，医学・医療は日進月歩であり，記載された内容が正確かつ完全であると保証するものではありません．したがって，実際，診断・治療等を行うにあたっては，読者ご自身で細心の注意を払われるようお願いいたします．

本書に記載されている事項が，その後の医学・医療の進歩により本書発行後に変更された場合，その診断法・治療法・医薬品・検査法・疾患への適応等による不測の事故に対して，著者ならびに出版社は，その責を負いかねますのでご了承下さい．

序文

皆さんよくご存じのように，1817年にJames Parkinsonが"AN ESSAY ON THE SHAKING PALSY"を著してから，既に200年以上の年月が経ち，2018年には『パーキンソン病診療ガイドライン2018』が日本神経学会から発刊されました。パーキンソン病という疾患の研究が進むにつれ，その発症メカニズムや症状・診断・治療方法はもとより，最近では嗅覚障害やREM睡眠期行動障害などが発症前症状として広く認知されるようになってきています。以前のような「この病名ならばこの薬」という時代は過去のものとなり，ガイドライン自体も2011年の「治療ガイドライン」から，現在は「診療ガイドライン」という名称となり，治療のみに主眼を置くのではなく，より全人的視点でパーキンソン病の診療にあたれるようにまとめられたと感じています。

"Parkinson's complex"と表現されるように，我々がみているパーキンソン病の症状というのはまさに「氷山の一角」であり，水面下の部分にこそひときわ大きな本質が隠されていると認識されるようになっています。これは同時に，診る人が異なると違う疾患のように受け取られるということの裏返しでもあり，パーキンソン病の多様性を示すものと言えるでしょう。パーキンソン病に似ているが異なるものとしてパーキンソン症候群（パーキンソン関連疾患など）がありますが，これはパーキンソン病の鑑別疾患そのものでもあり，パーキンソン病を診る時には必ず考えなければなりません。鑑別疾患の症状の類似性や，同一疾患における症状の多様性などのため，「パーキンソンはよくわからない」という声が少なからず出ているのではないかとも感じています。

本書は『パーキンソン病診療ガイドライン2018』を読み解くための解説というような大それたものではなく，ガイドラインを読む際に少しでも参考となり，パーキンソン病のことをわかって頂けるようになればと，一介の神経内科医が日頃の経験なども踏まえて書いてみました。筆者がもの忘れ外来を行っている関係もあり，パーキンソン病と関係の深い「レビー小体型認知症」についてもかなりページを割いてみたつもりです。

これまでにない高齢化社会を迎えつつある日本においては，パーキンソン病・認知症のいずれもこれまで以上に患者数が増加してくることが予想されます。そのような状況で，本書の内容が皆さんの今後の日常診療に少しでも役立てば嬉しい限りです。

2019年6月　梅雨を迎えた栃木より　　川上忠孝

目次

1章　発症前〜非運動症状期のパーキンソン病　1

1. パーキンソン病の定義と診断　2
2. 神経変性疾患としてのアルツハイマー病とパーキンソン病　6
3. 発症前診断は可能か?　11
4. 早期診断の方法はあるか?　15

2章　パーキンソン病の鑑別診断　27

1. 変性疾患：多系統萎縮症，進行性核上性麻痺，大脳皮質基底核症候群等　28
2. 非変性疾患：正常圧水頭症，血管性パーキンソニズム，薬剤性パーキンソニズム　45

3章　早期パーキンソン病 (honeymoon period) の治療　55

1. 基礎的事項：大脳基底核とドパミン　56
2. 早期パーキンソン病に対する基本的考え方：L-ドパか，アゴニストか，それともMAO-B阻害薬か?　60

4章 中期パーキンソン病の合併症への対策　　77

1. 運動症状の合併症　　78
2. 非運動症状の合併症　　98
3. 薬物治療以外の治療法　　112

5章 高度進行期パーキンソン病の治療　　123

1. パーキンソン病と認知症　　124
2. 進行期の治療方針　　135
3. パーキンソン病での公的支援制度・医介連携　　146

索引　　156

1章

発症前〜非運動症状期のパーキンソン病

1章 発症前〜非運動症状期のパーキンソン病

1. パーキンソン病の定義と診断

　パーキンソン病（Parkinson's disease：PD）とは，神経変性疾患の中で，運動機能に主な異常をきたす代表的疾患である．PDのまとまった報告としては，1817年にJames Parkinsonがその著書"AN ESSAY ON THE SHAKING PALSY"の中で，6症例を"shaking palsy（振戦麻痺）"として報告したのが最初であり，この報告が現在のPD診療の大きな第一歩となっている．後にフランスの神経学者Jean Martin Charcotにより，この病態を"パーキンソン病"と呼ぶことが提唱[1]されたものである．

　ここでPDとはどういう病気かを再確認しておこう．古典的には以下の4つの症状（4大徴候）を呈する疾患であり，**L-ドパが奏効する疾患である**と言えばほぼ正解である．

> **PDの「4大徴候」とは**
> ① 安静時振戦
> ② 筋固縮
> ③ 無動・寡動
> ④ 姿勢反射障害

この中で、④姿勢反射障害だけは中期以降で認められる症状であり、姿勢反射障害があると、PDの臨床病期分類であるHoehn-Yahr分類3度ということになる。ほかの①〜③までの症候は、出現頻度に差はあるものの初期から認められるため、かなり以前には、この3つの症候をもって「3大徴候」と称していたこともあった。ちなみに、特定疾患として認定される1つの要件としては、「Hoehn-Yahr分類3度以上」と規定されており、"姿勢反射障害を呈する状態であること"が求められている。

1) 従来の診断基準

2018年に発刊された『パーキンソン病診療ガイドライン』[2]にも記載されている通り、これまで世界的に最も使用されてきた診断基準は英国のブレインバンク診断基準[3]である。これによると無動のほか、4〜6Hzの安静時振戦・筋固縮・姿勢の不安定性(＝姿勢反射障害)の3つのうち少なくとも1つを認めるものを"Parkinsonian syndrome"と定義しているが、「パーキンソン病」としていない点に注意する必要がある。英国ブレインバンク診断基準は既に四半世紀も前のものであり、臨床症状以外の検査所見での条件としては、CTでの脳腫瘍や交通性水頭症の否定が挙げられているのみであった。

2) 最近の診断基準

では、最近のPDの定義はどのようになっているかというと、International Parkinson and Movement Disorder Society (MDS) が2015年に発表した診断基準[4]が前述の『パーキンソン病診療ガイドライン』で詳細に説明されている。これによると以下の4つが要求されている。

> **PDの定義**〔International Parkinson and Movement Disorder Society（MDS）〕
> （1）パーキンソニズムが存在する
> （2）絶対的除外基準（absolute exclusive criteria）に抵触しない
> （3）支持的基準（supportive criteria）のうち少なくとも2つが合致する
> （4）相対的除外基準（red flags）が存在しない

「パーキンソン病」の診断のために「(1) パーキンソニズムが存在すること」が求められているというのは，堂々巡りのように思えるかもしれないが，このパーキンソニズムとは前述の3大徴候（安静時振戦，筋固縮，無動・寡動）を示している。Postumaの論文[4]は，パーキンソニズムとは "bradykinesia in combination with either rest tremor, rigidity, or both"（安静時振戦かつ／または筋固縮とともに無動を呈するもの）と定義するとしている。

MDSによるPDの診断における「(2)絶対的除外基準」は，多系統萎縮症やそのほかの脊髄小脳変性症，前頭側頭型認知症，薬剤性パーキンソニズム，大脳皮質基底核変性症などの疾患の除外が主な目的であると言ってもよいだろう。

さらに，「(4)相対的除外基準としてのred flags」も設定してあり，一言で言うと，経過の速いもの，発症早期からの易転倒性，PDでよく認められる非運動症状を認めないなどは，PD診断に否定的な所見とされている点にも注意したい。

また，「(3) 支持的基準」には，①dopaminergic therapyによる明確で劇的な症状改善，②ドパ誘発性ジスキネジアの存在，③四肢安静時振戦，④嗅覚低下とMIBG心筋シンチグラフィでの取り込み低下（交感神経機能異常），の4つが含まれる。この中で，英国ブレインバンク診断基準と明確に異なる点が，嗅覚低下とMIBG心筋シンチグラフィでの取り込み低下

(交感神経機能異常)という検査所見の異常を含むようになったことである。この2つの所見はLewy病理の存在と進行を示唆するものと考えられており，「4. 早期診断の方法はあるか？」(15頁)で後述するが，嗅覚障害は武田，MIBG心筋シンチグラフィは織茂と，いずれもわが国発のエビデンスである点は特筆すべきであり，確定診断には非常に有用な検査法であろうと考えられる。

　ただ，嗅覚低下の検査はキットの準備や施行場所などの問題があり，またMIBG心筋シンチグラフィは核医学検査なのでどの医療機関でも施行できるわけではないため，あくまでも補助的診断と考えるべきであり，これをしないと診断できないというものでは決してないことに留意すべきである。

◎

　臨床的には，3大徴候(初期には姿勢反射障害がないため)を認め，L-ドパ投与で明らかに効果を認めれば，PDの診断はほぼ確実と考えてよいと思われる。

　ただし，臨床症状(3大もしくは4大徴候)をきちんと診断でき，L-ドパ投与の効果を客観的に判定できることがPD診療を行う医師としては必須条件であると言えるだろう。

2. 神経変性疾患としての
アルツハイマー病とパーキンソン病

　神経系疾患を代表するものとして，一方に脳血管障害があり，他方に神経変性疾患がある。この神経変性疾患というカテゴリに含まれる疾患は非常に多彩であり，様々な疾患名で呼ばれている。筆者自身は日常診療でアルツハイマー病（Alzheimer's disease：AD）とPDをみる機会が非常に多いのだが，PDとADとを対比してみると，発症前期から発症早期，さらには進行期にかけて，最初は緩やかだがしだいに様々な症状が出現してゆき，寝たきり・死亡という重大な転帰に至るという点では，その経過は同じような道筋をたどっているとも言え，個人的には大変興味深く感じている。

1) アルツハイマー病とパーキンソン病の経過 (図1 [5)6)])

　ADは認知機能低下で発症し，進行してゆくにつれて，日常生活動作（activities of daily living：ADL）に重大な支障をきたす。行動・心理症状（behavioral and psychological symptoms of dementia：BPSD）などの精神症状が悪化し，症状の進行とともに運動機能も低下してゆく。

　一方，PDは運動機能障害で始まり，進行とともに認知機能低下[認知症を伴うパーキンソン病（Parkinson's disease with dementia：PDD）]やそのほかの精神症状（薬剤性/非薬剤性）が出現し，運動機能障害がさらに進行して寝たきりとなってゆく。

　細かくみれば，ADの明らかな発症の前には軽度認知障害（mild cognitive impairment：MCI）という「正常でも，明らかな認知症でもない境界の状態」が先行しており，PDでは運動症状出現の前に嗅覚障害，便秘，抑うつ状態，REM睡眠行動異常（rapid eye movement sleep

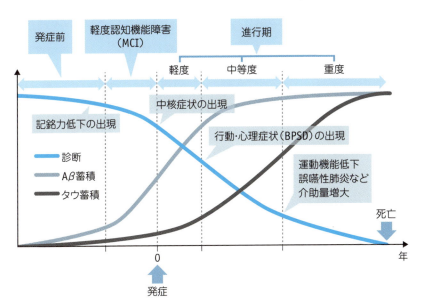

図1A ▶ アルツハイマー病の全経過　　　　　　　　　　　（文献5を元に作成）

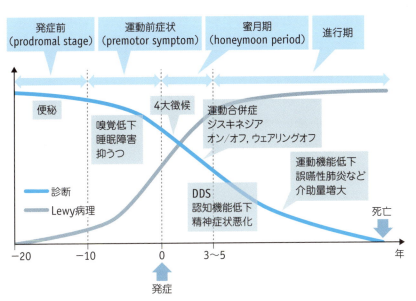

図1B ▶ パーキンソン病の全経過
DDS：ドパミン調節障害　　　　　　　　　　　　　　　　　（文献6より改変）

behavior disorder：RBD）などの非運動症状が先行するという，「中核症状の前に軽微な症状がいつの間にか出現している」という点から見ても，この2つの疾患は非常に似通っていると感じる．

　PDの経過を知るために，まずはADとPDの経過を確認するところから始めてみたい．発症前からのPDとADの代表的な経過を図1に示した．神経変性疾患は神経細胞の変性脱落により神経症状が出現してくるが，PD/ADとも異常物質の蓄積により細胞機能障害・脱落が出現してくる．

2）アルツハイマー病の病理と症状

　ADでは，臨床症状の発症に遡ること20～30年前からアミロイドβ（amyloid β：Aβ）の神経細胞内沈着［＝老人斑（senile plaque）］が認められ，その後異常タウ蛋白の細胞外への蓄積が神経原線維変化（neurofibrillary tangle）となってゆくと考えられている．Aβの蓄積は，MCIの状態を除外すればほぼ無症状で長年経過して認められるものであり，現在の日常臨床では発症前診断は非常に困難である．その後はMCIの状態を経由して，記銘力低下・実行機能障害などのいわゆる中核症状が出現し，BPSDの出現・悪化のために介護の必要度がしだいに増加してくる．個人差はあるものの，やがて運動機能も低くなり排泄・嚥下機能などの低下が顕著となり，最後には寝たきり（bedridden）の状態となって人生の終焉を迎えることになるのである．

3）パーキンソン病の病理と症状

　一方PDでは，発症前からα-シヌクレインが変性し，細胞内に蓄積してLewy小体を形成し，ドパミン神経細胞の脱落が一定の割合に達する

と，4大徴候に代表される運動症状が発現してくるようになる。この発症後の典型的運動症状やその進行だけではなく，最近では特に発症前（prodromal stage），もしくは発症早期（early stage）における症状，特に非運動症状もしくは運動前症状（premotor symptoms）と呼ばれる特有の症状が注目されるようになってきている。

　PDの病理の主体であるα-シヌクレインの神経細胞体内への沈着は，ADでのAβの蓄積と同様に，臨床症状出現の20～30年前から出現するとも言われている。黒質緻密部（substantia nigra pars compacta：SNc）の，45万個あると言われる[7]ドパミン神経細胞が進行性に脱落することで，運動症状がしだいに進んでゆくとされる。中脳黒質のドパミン細胞が，正常の40%程度にまで減少すると臨床的にPDを発症するとも言われている。さらに病期が進行すると，ドパミン系以外のセロトニン系・ノルアドレナリン系神経も脱落してしまうために，薬剤での運動症状のコントロールが困難となるだけでなく，精神症状などの非運動症状も出現してくるとされている。

◎

　PDでは運動症状がしだいに進行し，進行期になってから認知症状が伴ってくるのに対し，ADでは認知症状の進行が先行し，その後に運動症状へと進展してゆく。乱暴に言えば，**PDとADでは運動症状と非運動症状（認知機能異常など）の出現の順番はおおよそ逆にはなる**が，神経変性疾患という観点からすれば，「**変性蛋白の蓄積がまず起こり，それが神経変性をきたし，神経細胞変性・脱落をきたすことで種々の症状が発現する**」という経過は，**PDとADのいずれも同様**であり，特に発症前に変性蛋白の蓄積が数十年という長いスパンで起こるという点も一致していることから，疾病の進行状況は非常に似ていると感じる。

　神経細胞の機能異常・変性が非常に緩徐に進行してゆくことで，臨床的

には無症状の発症前から，発症後早期のごくわずかな臨床症状のみを認める時期（これはかなり長期間であると考えられる）を経て，しだいに症状が進行・顕在化してくるのだが，この2つの疾患の症状の違いは，蓄積物質の種類と蓄積部位，変性した神経細胞の種類などにより異なるのであろう。いずれの疾患においても早期診断・早期治療の必要性が重要視されている。

3. 発症前診断は可能か？

　PDは神経変性疾患の中では比較的頻度が高いとされているが，それでもわが国での総数はおそらく十数万～約20万人（人口10万対140～160人程度）とされており，300万人以上とも言われるADと比較すると，患者数は1/10以下と非常に少ない．75歳以上の後期高齢者に限定すると，PDの有病率は1％程度と，75歳未満での約0.1％からすると発症率が1桁高くなるのだが，それでもADの発症率・有病率には遠く及ばない．PDの有病率が上昇してくる年代になると，ADはそれをはるかに凌駕する勢いで患者数が上昇しているのである．

　筆者の学生時代には，「PD患者は認知症にならない」と言われていたこともあったようだが，現在ではPDと認知症は密接な関係があることが知られている．PDの経過中にやがて認知症を呈する（PD発症後1年以上経過してから）群を「認知症を伴うパーキンソン病（Parkinson's disease with dementia：PDD）」，認知症が先行もしくはPD症状発症後1年以内に認知症を呈した群を「Lewy小体型認知症（dementia with Lewy body disease：DLB）」として区別する考え方（1 year rule）があるが，DLBの提唱者である小阪憲司によれば，「PDDとDLBはLewy小体病という同一スペクトラムの疾患ととらえるべき」としている．わが国では十数万～20万人程度のPD患者がいるとされるが，類縁疾患であるDLBを加えていわゆる「Lewy小体病」として考えても，日本全体で50～60万人程度と想定されるため，高血圧や糖尿病などの生活習慣病と比較すると患者数が非常に少ない．

1) パーキンソン病のスクリーニングの意義とは？

　このような，比較的稀と思われる疾患に対しての早期発見・早期治療を主眼とした健診業務は，費用対効果などを考慮すれば，どれだけ効果があると言えるだろうか？

　厚生労働省によれば，健診や保健指導の意義[8]としては，①重症化の予防，②医療費の伸びを抑制，③死亡が回避できる，④健康格差の縮小などが挙げられている。

　PDについては，発症前や発症後早期からの治療開始で，予後（発症後の平均余命など）が明らかに改善できると証明されているものは残念ながらまだない。生活習慣病に対して一般的に行われている健診などのスクリーニング検査は，厳密に言えば"発症前"ではなく，症状は既に顕在化しているがほぼまったく"無自覚な状態"であることに注意すべきである。生活習慣病の患者数は認知症などよりもはるかに多く，放置することで二次的に脳卒中，心筋梗塞，慢性腎疾患など様々な慢性疾病を引き起こす可能性があることから，健診を行うことで将来の医療費・介護費用などを抑制することを目的として施行されているのだと考える。

　一方，新生児マス・スクリーニングは様々な代謝性疾患を対象として行われているが，この中にはPDよりも患者数が非常に少ない疾患も含まれている。しかしながら，これらの疾患では早期発見により発症を予防できたり，重症化を抑制したりすることが可能となり，その後の長期間にわたる医療費を結果的に抑制することができるため，患者数は少ないがスクリーニングとしての意義も十分あるとされているのであろう。

2) 感度・特異度の高いパーキンソン病のバイオマーカーはあるか？

"発症前"というと，語感から受けるイメージとして，臨床的にまったく無症状かつ無症候である状態という印象を持つだろう．しかしながら，この時期にも原因となる神経変性は少しずつではあるが確実に起こってきていることから，日常生活では気づかれない，あるいは見逃されるかもしれない症候などが，特定の検査などを行うことにより，PD発症に先立って認められうるということは十分考えられる．

Lang[9]は運動症状に先立つ症状という意味で，このような状態を表現するのに「運動前（premotor）」という言葉を用いている．Langが提唱する運動前症状を表1に挙げる．特に「2．関連が示唆」は非特異的な症候が大部分であり，PDのない人にもしばしば認められるものである．PD患者にしばしばみられる症候ではあっても，それぞれの症候は非特異的であるがゆえに，単独でPD発症バイオマーカーとするのは不十分であるとされている[6]．

検査における感度と特異度という点から考えてみよう．疾病がある人

表1 ▶ PDの運動前症状（premotor features）と考えられるもの

1. PDを強く示唆	a. 嗅覚低下・脱失 b. 便秘 c. 睡眠障害〔日中過眠（EDS），REM睡眠行動異常（RBD）〕 d. 抑うつ状態
2. 関連が示唆	a. 自律神経障害（心臓） b. 不安（anxiety） c. 視覚障害（色覚障害） d. 認知障害（MCIなど） e. restless legs syndrome f. 無気力（apathy） g. 疲労（fatigue） h. 性格（Parkinson personality）

（文献9より引用）

の中で特定の検査が陽性に出る割合が感度であり，これが1に近く，疾患のない人でその検査が陰性になる割合を特異度と言うが，この値も1に近いということがわかれば（表2），その検査だけで疾患の有無をほぼ判定できると言える。

表2 ▶ 感度と特異度

		疾患	
		あり	なし
検査	陽性	a	b
	陰性	c	d

感度（sensitivity）＝a／（a＋c）
特異度（specificity）＝d／（b＋d）

しかし，PDで最もコモンな症状と思われる「便秘」はPD患者中の80～90％前後に認められるとされるが，逆に便秘の患者全体に占めるPDの割合は当然のことながら非常に低いものとなるため，便秘を認める患者がPDである可能性は低い。

パーキンソン病性格として，表1にあるような"Anxiety（不安）"，"Apathy（意欲・自発性低下）"に加え，"Anhedonia（快楽の喪失）"を加えて"AAA（トリプルA）"もしくは"3A"と表現されるものがある。PDを日頃から多数診ている神経内科医の間では，PD患者の病前性格は，「石橋を叩いて（結局）渡らない」とも言われている。すなわち，「新しい物事に対して慎重であり，変化を好まない」「自分の体などに対する将来の不安などが非常に強い」などというものだが，これも実際にはPDに罹患した患者を診ての印象であり，PDの運動症状を認めないが"AAA"を呈している人の中から，どれだけの人が将来PDになるのかは明らかではない。

これらの症状は表1の「1. PDを強く示唆」の抑うつ状態にもつながるため決して無視はできないが，抑うつを早期症状として呈するものにはPDだけでなく，ADのような認知症も多数含まれることが知られており，ほかの原因による抑うつ状態や内因性うつ病なども当然入ってくる。

このような症候を示す患者を診た場合は，PD予備軍である可能性が否定はできないと考え，"定期的に経過観察してゆくこと"が重要なのではないだろうか。

4. 早期診断の方法はあるか？

現在，PDの発症前・早期診断にある程度有用性があると考えられるものとして，以下のような症候・検査などが挙げられている[10]。

> **PD早期診断のための症候・検査**
> （1）MIBG心筋シンチグラフィ
> （2）DaTSCAN
> （3）嗅覚検査
>   〔日本人向けスティック型嗅覚同定テスト（odor stick identification test for Japanese：OSIT-J）〕
> （4）REM睡眠行動異常（RBD）
> （5）経頭蓋黒質超音波検査

これらの検査は発症後早期診断には有用である可能性はあるが，発症前診断としては以下に述べる理由などにより，役立つ可能性が比較的高いと考えられるものもあれば，残念ながら不十分であると言わざるをえないもののいずれも存在する。以下にそれぞれについて解説を加えてみる。

1) DATSCAN® （図2～4）

dopamine transporter（DAT）とは，黒質線条体ドパミンニューロン終末に存在するドパミン再取り込みに関与する蛋白質である。黒質線条体に多数存在するため，正常では左右対称性の勾玉状の集積像として認められる（図2）。DATSCAN®での集積低下はドパミンニューロンの減少を意味するため，この低下を認めればPDと診断できると考えている人も多いだろう。

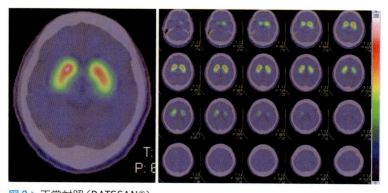

図2 ▶ 正常対照（DATSCAN®）
正常例では，勾玉状もしくはコンマ状と表現される両側線条体での集積を認める

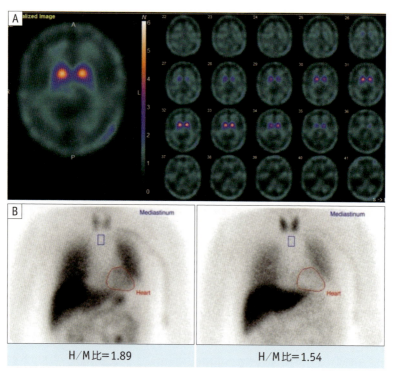

図3 ▶ パーキンソン病
A：DATSCAN®で両側被殻の集積低下を認める
B：MIBGでは早期／後期ともにH／M比が低下している

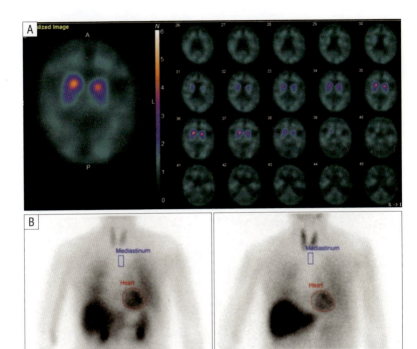

図4 ▶ 進行性核上性麻痺〔PSP-CBS（PSP-corticobasal syndrome）疑い〕
A：DATSCAN®はPDと同様に両側被殻の集積低下を認める
B：MIBGでは早期／後期ともH／M比低下を認めない

　McKeithら[11]は，ADとDLBの鑑別にDATSCAN®を用いた場合，感度78％，特異度90％としており，**認知症性疾患としてのADとDLBの鑑別には役立つ可能性がある**。しかしながら，DATSCAN®での集積は，DLBをはじめ，そのほかのパーキンソン症候群であるPSP，MSA，大脳皮質基底核変性症（corticobasal degeneration：CBD）などでも低下を認めることがあるため，**DATSCAN®の結果のみをもってPDとそのほかの原因によるパーキンソン症候群の鑑別を行うことは実際上不可能である**。
　その画像所見から"ドット状"と表現されるDATSCAN®での低下に加え，ほかの検査との組み合わせ，たとえばMIBG心筋シンチグラフィでの

早期/後期取り込み低下を認めれば，Lewy小体病である可能性が非常に高いと考えてもよいと思われる。

山田ら[12]は，DATSCAN®（注：文献12のイオフルパンSPECTとは，通常DATSCAN®と呼ばれる検査法のことである）とMIBG心筋シンチグラフィの併用に関する検討を報告している。この報告では，イオフルパンSPECTとMIBG心筋シンチグラフィは，早期にはいずれか一方のみの異常であっても，長期間経過すると両方の検査とも異常を呈する傾向となることが示唆されたとしており，発症後ある程度経過したパーキンソン症候群の鑑別診断として有用な可能性はあるが，早期診断としては2つの検査の組み合わせをもってしても，やや難しいのではないかと思われる。

臨床的にはPDと診断できるがDATSCAN®では異常を認めない症例をSWEDD (scan without evidence of dopaminergic deficit) と呼称しているが，Erroら[13]によれば，SWEDDの多くはPDと誤診されたほかの疾患で，一部にはPD症例も含まれるが1つの疾患ではなく，SWEDDという用語は使用すべきでないともしている。ほかの検査法との組み合わせなどにより診断精度が向上すれば，SWEDD陽性例は正診へ導かれるものが多くなるのではないだろうか。

このような症例を診察する場合に最も重要なのは，臨床症状の詳細な経過観察と，L-ドパ投与など薬剤に対する反応の適切な評価であろう。

2) MIBG心筋シンチグラフィ

MIBG心筋シンチグラフィは，交感神経節後線維の障害を検出する検査法であり，Lewy小体病とほかの類似疾患との鑑別に有用とされる。わが国発のエビデンス[14]であり，パーキンソニズムの鑑別法として最近はとみに普及してきている検査法である。

MIBG心筋シンチグラフィではLewy小体病（PDおよびDLB）で早期／後期像ともに取り込みでのH/M比（心臓／縦隔比）が低下している，これにより本態性振戦（essential tyreor：ET），進行性核上性麻痺（progressive supranuclear palsy：PSP），多系統萎縮症（multiple system atrophy：MSA）などのほか，ADのような認知症性疾患との鑑別のためにも施行される。probable DLBとprobable ADの鑑別にMIBG心筋シンチグラフィを用いた場合，感度は69％，特異度は87％とされており，特にMMSE＞21の軽度認知症では感度は77％，特異度は94％まで上昇するともされている[15]。

　このように，MIBG集積の明らかな低下は，Lewy小体存在のバイオマーカー（indicative biomarker）であるとされる[15]が，発症早期・軽症患者などの症例では低下を認めないか，低下が軽度である[16]ことも多く，経過観察とともに低下がみられることもしばしばある。PD早期では陰性例も認められるため，**早期診断には単独ではどちらかというと不向きであり，ほかの検査結果との擦り合わせが必要であろう**。また，虚血性心疾患や心不全，糖尿病，そのほかの原因による**末梢神経障害や薬剤（β遮断剤，レセルピン，三環系抗うつ薬）**にも結果は影響されてしまうため，注意する必要がある。

3) 嗅覚検査（日本人向け：OSIT-J）

　PD患者の75％に嗅覚検知閾値の上昇を，90％に識別覚障害を認める[17]とされており，PD診断時には嗅覚障害は完成している[16]，もしくはPDの70～100％でみられる[10]とも言われている。この数字は4大徴候の1つの振戦よりも高率であるとされ，早期診断に役立つ可能性は十分考えられる。
　いわゆるBraak仮説により，Lewy小体病理は嗅球あるいは迷走神経背

側核から進行してくるとされ，嗅覚低下はPD発症早期から認められる症状であるとされる。そのため，**嗅覚低下はPDの早期診断マーカーであると考えられるようになってきている**。特に重度の嗅覚障害はPD患者の認知症発症を予測する徴候であると武田は報告[18]している。扁桃体および海馬でのアセチルコリン神経系の機能低下が嗅覚障害と相関する[19]との報告もあり，重度嗅覚障害はその後の認知機能・運動機能ともに予後不良[20]であるとされ，特にPDDの予測に重要な徴候であると考えられている。

しかしながら，**PDでは嗅覚障害をしばしば自覚していない**と言われていることから，自覚症状のない患者において嗅覚異常の有無を調べることは，特に将来の認知症発症の予想に役立つと考えるとスクリーニング検査としてはそれなりに意義のあることだと思われる。

ただし，**嗅覚障害の原因にはPD以外の疾患も当然多数あることから，他疾患との鑑別は必須である**。米国での嗅覚障害の頻度は人口の約1〜3％と言われている一方で，わが国での一般人口に対する嗅覚障害の頻度は，全国的な疫学調査がまだないため不明である。『嗅覚障害診療ガイドライン』[21]によれば50歳代から嗅覚障害の頻度は増加するとも言われているため，嗅覚障害のみをもってPDの早期診断とすることはやはり難しいと思われ，**ほかの検査との併用により診断精度を上げることが望ましい**。

嗅覚検査の方法として，日本人向けににおいの内容を検討した「OSIT-J」という検査法が用いられている。検査キットは，第一薬品産業株式会社（http://j-ichiyaku.com/stick/）によるものであり，日本人になじみのある12種類のにおいを使って検査するものである。なお，ネット上で検索すると12種類のにおい物質の種類は容易に検索できるが，同ホームページには「においスティック（OSIT-J）を用いた嗅覚検査の秘密保持のお願い」として，「検査の回答や取扱説明書が嗅覚機能を科学的あるいは医学的に研究する人以外の手に渡らないようにする」とも記載されているため，

12種類のにおいについての説明はここでは行わないことをご了承頂きたい（事前情報があると結果にバイアスがかかるおそれがある）。

4) REM睡眠行動異常（RBD）

　RBDは，REM睡眠期に夢に一致して出現する異常行動であり，PDを含めたいわゆるLewy小体病で出現することが多いとされ，特にLewy小体型認知症（DLB）では"core clinical features"とされており，意識レベルの変動や視覚性幻覚とともに早期から認められ，経過を通して認められる症状である[15]とされる。一見すると，小児の睡眠時遊行症（夢遊病）と同じように感じるかもしれないが，睡眠時遊行症はnon-REM睡眠期に出現する[22]とされており，RBDとは出現する睡眠相が明らかに異なっている。

　Lewy小体病で認めるRBDは認知機能低下に先行するともされ，Lewy小体病の早期診断に役立つ可能性は十分ありうる。当然のことだが，RBDを認めない場合は診断に寄与することはないが，病歴聴取上，**RBD様の症状について注意深く聞き取りを行う態度は必要だろう**。

　DLB確定診断のためには睡眠ポリグラフ（polysomnography：PSG）での解析が必須[23]とされているが，McKeithらによれば，core clinical featuresとしてのRBDはDLB以外の患者〔認知症，重症睡眠時無呼吸，周期性四肢運動（periodic limb movements）〕でも認めることがあるため，慎重に補足的な質問などを行う必要があるとしている。McKeithら[15]は，DLBの示唆的バイオマーカー（indicative biomarker）としてPSGでのREM sleep without atoniaを挙げており，RBDの既往があり認知症を認める患者でPSGでのREM sleep without atoniaを認めると，synucleinopathy（Lewy小体病）の可能性は90%以上であるとして

いる。ただしPSGをDLB診断のための必須検査とはしていない。

　PSGはどこの施設でもできるようなものではなく，終夜脳波の記録と解析ができる睡眠センターのような施設でないと施行は困難なため，McKeithらも必須とはしなかったのではないかと想像する。しかしながら，**DLB診断に慣れている医師であれば，詳細な病歴の聴取によりRBDの存在を疑うことは十分可能であろうと考える。**

5）経頭蓋黒質超音波検査

　三輪[24)25)]によれば，この検査の手技は通常の経頭蓋ドプラ法のものと同様で，線形プローブ（2〜2.5MHz）を使用して側頭骨窓から中脳をOMライン（orbito-meatal line）で観察するとしている。PD患者の約9割で黒質の高輝度変化が認められ，さらに症状優位側と対側の黒質の輝度が有意に高いとされており，PDでの黒質高輝度の原因は鉄の沈着であると考えられている。「PDになると黒質の色は薄くなるのではないか」と思われるだろうが，黒質が薄くなるのはニューロメラニンが減少するためであり，黒質高輝度面積とニューロメラニンとの間には負の相関があるとする報告[26)]もみられている。

　しかしながら，健常者の約10%にも黒質高輝度は認められること，PSPやMSA，CBDなどでも高輝度が認められることから，ドパミン神経細胞変性の進行した結果として出現するものではない可能性があり，しかも重症度とも関連しない可能性が示唆されている。健常者では年齢による高輝度の頻度が変わらないことから，加齢現象とも異なるとも言われている。また，検査の再現性や検者間誤差についてのデータが不十分であるともされることから，**PDのスクリーニングとしての役割は現時点ではやや厳しいものがあるのかもしれない。**

特に日本人においては，高齢女性では超音波で黒質を観察することができない場合が多いという実際上の問題も存在する．一方，60歳未満の患者においては検査成功率が高いので，発症前のリスク評価には十分に応用可能であると三輪は考察しており，PDの直接的なリスクというよりも，「PDになりやすい体質を表現」したもの，あるいは「黒質ドパミン神経細胞の脆弱性を示すバイオマーカーであろうと推定」できるのではないか，としている．

　黒質超音波検査は，黒質を的確に描出するという技術も必要なため，CTやMRIのような画像検査とは異なり，簡単には施行できないが，**嗅覚検査などと組み合わせれば，PDのスクリーニング検査として役立つ可能性は十分に考えられるだろう**．今後の発展が待たれるところである．

文献

1) Goetz CG : The History of Parkinson's Disease : Early Clinical Descriptions and Neurological Therapies. Cold Spring Harb Perspect Med. 2011 ; 1(1) : a008862.

2) 「パーキンソン病診療ガイドライン」作成委員会,編：パーキンソン病診療ガイドライン 2018. 医学書院, 2018, p2.

3) Hughes AJ, et al : Accuracy of clinical diagnosis of idiopathic Parkinson's disease : a clinico-pathological study of 100 cases. J Neurol Neurosurg Psychiatry. 1992 ; 55(3) : 181-4.

4) Postuma RB, et al : MDS clinical diagnostic criteria for Parkinson's disease. Mov Disord. 2015 ; 30(12) : 1591-601.

5) Jack CR, et al : Hypothetical model of dynamic biomarkers of the Alzheimer's pathological cascade. Lancet Neurol. 2010 ; 9(1) : 119.

6) 谷口さやか,他：【Parkinson病の治療 内科医に必要な新しい知見】Parkinson病の新しい理解 非運動症状を含めて. 日内会誌. 2015 ; 104(8) : 1546-51.

7) Lang AE, et al : Parkinson's disease. First of two parts. N Engl J Med. 1998 ; 339(15) : 1044-53.

8) 厚生労働省：標準的な健診・保健指導プログラム【改訂版】. 2018. [https://www.mhlw.go.jp/seisakunitsuite/bunya/kenkou_iryou/kenkou/seikatsu/dl/hoken-program1.pdf]

9) Lang AE : A critical appraisal of the premotor symptoms of Parkinson's disease : potential usefulness in early diagnosis and design of neuroprotective trials. Mov Disord. 2011 ; 26(5) : 775-83.

10) 織茂智之：パーキンソン病の診断と治療の新たな展開. 臨神経. 2017 ; 57(6) : 259-73.

11) McKeith I, et al : Sensitivity and specificity of dopamine transporter imaging with 123I-FP-CIT SPECT in dementia with Lewy bodies : a phase Ⅲ, multicentre study. Lancet Neurol. 2007 ; 6(4) : 305-13.

12) 山田 茜,他：パーキンソン病における[^{123}I]イオフルパンSPECTとMIBG心筋シンチグラフィとの併用に関する検討. 臨神経. 2016 ; 56(6) : 400-6.

13) Erro R, et al : What do patients with scans without evidence of dopaminergic deficit (SWEDD) have? New evidence and continuing controversies. J Neurol Neurosurg Psychiatry. 2016 ; 87(3) : 319-23.

14) 織茂智之：パーキンソン病およびレビー小体型認知症の早期診断法の確立とその病態機序に関する研究（総説）. 臨神経. 2008 ; 48(1) : 11-24.

15) McKeith IG, et al : Diagnosis and management of dementia with Lewy bodies : Fourth consensus report of the DLB Consortium. Neurology. 2017 ; 89(1) : 88-100.

16) 高橋一司：パーキンソニズムの早期診断. MED REHABIL. 2016 ; 196 : 13-9.

17) Doty RL, et al : Olfactory dysfunction in parkinsonism : a general deficit unrelated to neurologic signs, disease stage, or disease duration. Neurology. 1988 ; 38(8) : 1237-44.

18) 武田 篤：重度嗅覚障害はパーキンソン病認知症の前駆徴候である．臨神経．2013；53(2)：91-7．
19) Bohnen NI, et al: Olfactory dysfunction, central cholinergic integrity and cognitive impairment in Parkinson's disease. Brain. 2010；133 (Pt 6)：1747-54.
20) Baba T, et al：Severe olfactory dysfunction is a prodromal symptom of dementia associated with Parkinson's disease：a 3 year longitudinal study. Brain. 2012；135(Pt 1)：161-9.
21) 日本鼻科学会：嗅覚障害診療ガイドライン．2017．
[http://www.jrs.umin.jp/pdf/20170420.pdf]
22) 橋爪祐二：【睡眠検診の在り方】パラソムニア検診の意義と方法．睡眠医療．2017；11(3)：381-7．
23) 高橋裕秀，他：【パーキンソン病治療の変遷と今後の展望】早期診断のための補助検査法の位置づけ パーキンソン病前駆症状としてのREM睡眠行動障害（解説／特集）．Prog Med. 2008；28(10)：2341-5．
24) 三輪英人，他：経頭蓋黒質超音波検査 パーキンソン病の診断への応用．Neurosonology. 2008；21(2)：94-9．
25) 三輪英人：パーキンソン病の初期診断 経頭蓋黒質超音波診断臨神経．2013；53(11)：981-2．
26) Zecca L, et al：In vivo detection of iron and neuromelanin by transcranial sonography：a new approach for early detection of substantia nigra damage. Mov Disord. 2005；20(10)：1278-85．

2章 パーキンソン病の鑑別診断

2章

パーキンソン病の鑑別診断

1. 変性疾患：多系統萎縮症，進行性核上性麻痺，大脳皮質基底核症候群等

1) 多系統萎縮症（multiple system atrophy：MSA）

　パーキンソン症候群の中で，パーキンソン病（Parkinson's disease：PD）についで多いとされるのがMSAである。PDの症状は運動症状・非運動症状と多岐にわたり，症例によっては同じ疾患と思えないように感じられるのだが，MSAも症状の多様性が特徴的であるとも言える。

　MSAの主症状は，一般的には以下のように理解されている。

> **MSAの主症状**
> ① パーキンソニズム（L-ドパ投与への反応が悪い）
> ② 小脳性運動失調
> ③ 自律神経障害
> ④ 錐体路障害

　このうち，②小脳性運動失調と④錐体路障害の2つは，PDでは通常認められないが，**非専門医では安静時振戦を小脳失調とみなしてしまうことも時にある。特に，PDでのre-emergent tremorのように振戦に強弱があるものは注意が必要かもしれない。**

MSAの診断については，渡辺らが総説[1]でまとめている。1989年にはPappら[2]が線条体黒質変性症（striatonigral degeneration：SND），オリーブ橋小脳萎縮症（olivopontocerebellar atrophy：OPCA），シャイ・ドレーガー症候群（Shy-Drager syndrome：SDS）の3疾患をMSAとし，共通する病理としてのglial cytoplasmic inclusion（GCI）を報告している。その後，Wakabayashiら[3]が，この封入体の主要構成成分をα-シヌクレインであると報告し，MSAはα-synucleinopathyに分類されることとなった。PD，Lewy小体型認知症（dementia with Lewy body disease：DLB）もα-synucleinopathyの一種であるが，MSAではLewy小体を認めない。

① **名称変更が意味すること：生前の確定診断は難しい**

　1998年にGilmanらにより発表された診断に関する国際的な第1回合意声明[4]で，以前からのSND，OPCA，SDSという3つの分類がなくなり，代わりにMSA-P（パーキンソニズムが主体である一群）と，MSA-C（小脳失調が主体である一群）の2種類に分類されるようになった。この会議では自律神経症状が重要視されており，ほぼ確実例の診断には自律神経症状が必要との判断から，SDSという名称では自律神経症状のみを有するものだと誤解されるおそれがあるため，外したのではないかと想像している。

　このように，Gilmanらの第1回合意声明でMSAはMSA-PとMSA-Cに大別されたのだが，わが国においては今でもSDSという名称は用いられており，一例として現在でも難病情報センターのウェブサイトでこの3種類が記載されている。あくまでこれは臨床症状の違いによる分類のみと思われるが，時間経過とともに他の症状（パーキンソニズム，小脳症状など）もやがて出現してくるため，いわゆるSDSでも経過とともに小脳症状

やパーキンソニズムも認めうることに注意したい。わが国ではMSA全体の70〜80％がMSA-Cであるとされるが，欧米では逆にMSA-Pが多数であるとされている。名称の新旧対比は**表1**のようになっている。

表1 ▶ MSA：サブタイプの名称の新旧対比

以 前	現 在
①線条体黒質変性症（striatonigral degeneration：SND）	MSA-P
②オリーブ橋小脳萎縮症（olivopontocerebellar atrophy：OPCA）	MSA-C
③Shy-Drager症候群（Shy-Drager syndrome：SDS）	SDS

　Gilmanらは，2008年には第2回合意声明[5]で，probable, possible, definiteのそれぞれの診断について解説を加えている。第1回合意声明ではdefinite MSAは剖検で確認する必要があるとしているが，第2回ではさらに詳しく，線条体黒質系もしくはオリーブ橋小脳系でα-シヌクレイン陽性のGCIを認めることがdefinite MSAの条件としている。

②支持する徴候／支持しない徴候

　Gilmanの第2回合同声明に記載されたprobable, possibleの診断基準は**表2**[5]の通りである。そのほか，MSAを支持する徴候（red flags）や支持しない徴候は**表3**[5]のように提示されている。

　MSAでも振戦がみられることもありうるが，pill-rolling（丸薬丸め様）と呼ばれる安静時振戦はほぼPDに特異的であり，このような振戦を認め，かつL-ドパによる治療効果を明らかに認める場合は，PDと診断してまず問題はないと思われる。では，どのようなときにMSAを疑うかというと，「PDにしては経過がかなり速い，薬（L-ドパ）の効きが悪い」ということで疑われることが多いと思われる。加えて，脳血管障害や変形性脊椎症などが

表2 ▶ probable, possible MSA の診断基準

probable MSA の診断基準
○ 孤発性,進行性,30歳以上で以下のような特徴 　●尿失禁を含む自律神経不全,もしくは起立性低血圧を認め, 　●L-ドパ反応性に乏しいパーキンソニズム(筋固縮,振戦,姿勢の不安定性を伴う無動)を認めるか,または 　●小脳失調症状(小脳性構音障害,四肢失調,小脳性眼球運動障害を伴う歩行失調)を認める

possible MSA の診断基準
○ 孤発性,進行性,30歳以上で以下のような特徴 　●パーキンソニズムを認めるか,もしくは小脳失調症状を認める 　●自律神経障害(様々な排尿障害,男性の勃起障害,probable MSA の基準に合致しない起立性低血圧)のうち少なくとも1つを認めるか, 　●付加的症状のうち少なくとも1つを認める

（文献5を元に作成）

表3 ▶ MSA を支持する/支持しない徴候

支持する徴候(red flags)	支持しない徴候
●姿勢異常など 　口・顔面のジストニア 　不釣り合いな首垂れ 　重度の前屈または側屈 ●手足の拘縮 ●呼吸・発声関連 　吸気時のため息 　重度の発声障害 　重度の構音障害 　いびき(新規または増加する) ●四肢の冷え ●病的笑いまたは泣き ●素早いミオクローヌス様の姿勢/動作時振戦	●典型的な丸薬丸め様安静時振戦 ●臨床的に有意な末梢神経障害 ●非薬剤性の幻覚 ●75歳以降の発症 ●失調またはパーキンソニズムの明らかな家族歴 ●認知症 ●多発性硬化症を疑わせる白質病変

（文献5を元に作成）

ないのに腱反射亢進やBabinski徴候陽性などの錐体路徴候を認める，原因不明の小脳失調がみられる等の症例は，PDよりもMSAを疑うべきであろう。

　上記の診断基準や「支持する徴候」に記載された症状は，最初はわかりにくくても経過とともにしだいに認められるようになることにおそらく気づくであろう。

　「支持しない徴候」での「非薬剤性の幻覚」は，むしろDLBなどを疑う所見である。「75歳以上の発症」が支持しない徴候とされているのは，後期高齢者以上ではむしろ脳血管性パーキンソニズムやロコモティブ症候群などの加齢性変化のほうが多くなってくる可能性が考えられるためである。

　比較的早期から姿勢異常（首垂れ，前屈，側屈姿勢など）が目立つ，夜間のいびきが目立つ等も支持する徴候に含まれている。

③possible MSAの付加的特徴（表4）[5]

　「付加的徴候」としてはMSA-P/MSA-Cのどちらにも喘鳴が含まれている点なども注意すべきである。

表4 ▶ possible MSAの付加的特徴

possible MSA-CまたはMSA-P	●腱反射亢進を伴うBabinski徴候陽性 ●喘鳴
possible MSA-P	●進行の速いパーキンソニズム ●L-ドパへの反応が不良 ●発症から3年以内の姿勢不安定性 ●小脳失調症状（小脳性構音障害，四肢失調，小脳性眼球運動障害を伴う歩行失調） ●発症から5年以内の嚥下障害 ●MRIでの被殻，中小脳脚，または小脳の萎縮 ●FDG-PETでの被殻，脳幹，または小脳の代謝低下
possible MSA-C	●無動と筋固縮を伴うパーキンソニズム ●MRIでの被殻，中小脳脚，または小脳の萎縮

（文献5を元に作成）

また，パーキンソニズムに加え，起立性低血圧，様々なタイプの排尿障害，陰萎(男性)等の自律神経症状が比較的早期から認められる症例もMSAを疑うべきであろう。小脳性構音障害，四肢失調，小脳性眼球運動障害を伴う歩行失調等の小脳失調はMSA-Cでより多く認められるが，小脳失調の有無の判断は，非専門医にとってはパーキンソニズム以上に見きわめが難しいかもしれない。

　GilmanらはMRI検査を核医学検査と同様に「付加的特徴」に記載しているが，少なくともわが国ではMRIは比較的多くの病院で検査ができるため，核医学検査よりは施行しやすく，所見の解釈も比較的行いやすいと考える。

> **MRIでMSAに認められる変化**
> ① 被殻外側のFLAIR／T2強調画像でのslit状高信号：鉄沈着とされる
> ② T2強調画像での中小脳脚の萎縮・高信号，小脳萎縮
> ③ T2強調画像での橋の十字サイン(cross sign)

　小脳・脳幹の所見はMSA-Cで認めやすく，被殻外側のslit状高信号はMSA-Pで多く認められるとされるが，両方の所見が混在する例もあること，初期には画像上の変化が目立たないこともある等に注意する必要がある。

④ 認知症，認知機能障害など

　Gilmanらは，認知症の存在は「支持しない徴候」としているが，わが国の報告[1]ではMSAでも様々なタイプの認知機能障害を伴うとしており，認知症があるからMSAは否定的だとは考えるべきではないだろう。同様に，高齢(75歳以上)だからといって，MSAは考えにくいとは思わないほうがよい。非典型的なパーキンソニズムを認めた場合は，常にMSA等の変性疾患の可能性も一緒に考えるべきである。

　同様に，ごく一部には遺伝性の症例もあるため，失調またはパーキンソ

ニズムの明らかな家族歴がある場合も，MSAを頭から否定すべきではない。**MSAに核医学検査を施行した場合は，DATSCAN®での集積低下は認めうるが，MIBG心筋シンチでの取り込み低下は認めない**，と覚えておく。

2) 進行性核上性麻痺(progressive supranuclear palsy：PSP)

　PSPもパーキンソン症候群の中で重要な疾患で，α-synucleinopathyであるMSAとは異なり，タウ蛋白の異常に起因するtauopathy(4 repeated tauopathy)の一種である。異常リン酸化タウが神経細胞・グリア細胞内に蓄積し，神経原線維変化も出現する。tufted astrocyteはPSPの病理学的な診断指標であるとされる[6]。典型的・古典的なものはSteele-Richardson-Olszewski症候群もしくはRichardson症候群と呼ばれ，PSPの約半数を占めるとされ，核上性眼球運動障害，ジストニアによる頸部後屈，歩行バランスの悪さ等による易転倒性などが特徴的だが，前頭側頭型認知症(frontotemporal dementia：FTLD)と同様の認知症を呈することも知られている。

　認知機能低下以外には抑うつやアパシーなどを呈するほかに，脱抑制もみられるため，"転んでも転んでも自分で勝手に歩き出してしまう"といった行動も認められる。PSPでは，この脱抑制のためと思われる症候に**"applause sign"というものがあり，3回だけ素早く手を叩くことを指示しても，PSP患者では3回でピタッと止められず，4回以上叩いてしまうことがしばしば認められる**。

　PDでの前傾・前屈姿勢と異なり，PSPではジストニア姿勢による頸部後屈のため，**立った姿勢でも車椅子乗車時でも頭が後ろにのけぞったようになっているのが特徴的である**(図1)。Richardson症候群では，PDと比較して四肢の筋固縮は強くなく，振戦もあまり認めないが，頸部〜体幹にか

けての筋固縮が目立ち，「手足は硬くはないが，首から体が硬い」のが特徴である。

1996年のLitvanらのNINDS-SPSP Criteria[7]では，PSPの診断をpossible, probable, definiteの3つに分けている。その診断基準を表5に示す。

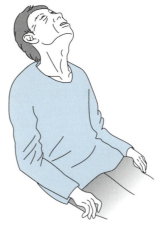

図1 ▶ 進行性核上性麻痺の頸部後屈

① PSPの診断基準

PSPは，PD（DLBは除く）よりも認知症関連疾患の要素が比較的強いように思われる。前述のように，FTLD類似の症状を呈することが知られ，アパシーや前頭葉徴候を認めるほかに，原発性進行性失語（primary progressive aphasia：PPA）のような非流暢性失語も認めることがある。ただし，必須除外基準としてLitvanらは表6[7]のような条件も記載している。

それぞれ，①は脳炎後パーキンソニズム，②⑥は大脳皮質基底核変性症など，③はDLB，⑤はMSA等を除外することを目的としていると考えてよいだろう。LitvanらによるNINDS-SPSP Criteriaでは，definite PSPの病理学的診断以外には臨床診断が中心であり，現在では診断指針としては不十分であったとされている[7]。

その後，WilliamsらはPSPの亜型とも言えるphenotypeをいくつか報告[8)9)]しており，PSPの診断はさらに複雑な状況を呈するようになってきた。このため，PSPという疾患に対して余計な先入観（取っつきにくさ，症状の複雑さ）等を感じる人も少なからずいるだろうが，Litvanらの報告との比較目的で表7に簡単に列挙しておく。

表5 ▶ PSPの診断基準（NINDS-SPSP Criteria）（1996年）

possible PSP
① 緩徐進行性疾患
② 40歳以降の発症
③ 垂直性核上性眼球運動障害と垂直性saccadeの緩徐化 or 発症より1年以内の転倒を伴う著明な姿勢不安定性
④ 除外項目に示す，上記の症状を説明しうる他の病気の証拠がないこと

probable PSP
①②④：possibleと同じ
③ 垂直性核上性眼球運動障害 and 発症より1年以内の転倒を伴う著明な姿勢不安定性

definite PSP
① 臨床的にprobableまたはpossibleで，組織学的に典型的PSPの所見を認める

支持的項目
① 近位側優位の対称性無動／筋固縮
② 頸部の異常姿勢（特に頸部後屈）
③ L-ドパ補充療法に対する反応が乏しいか，みられない
④ 初期からの嚥下障害と構語障害
⑤ 少なくとも次のうちの2項目を含む認知機能障害が初期からみられる 　アパシー，抽象的思考の障害，語流暢性の低下，道具の強制使用や模倣運動，前頭葉徴候

（文献7を元に作成）

表6 ▶ PSPの必須除外基準（1996年）

① 最近の脳炎の既往
② 他人の手徴候，皮質性感覚障害，前頭葉または側頭葉の局所的萎縮
③ ドパミン補充療法によらない幻覚や妄想
④ アルツハイマー型の皮質性認知症
⑤ 初期からの著明な小脳症状・低血圧・排尿障害
⑥ 重篤な非対称性のパーキンソン症状
⑦ 神経放射線での異常（基底核・脳幹梗塞や葉性の萎縮）
⑧ PCRで確認されたWhipple病

（文献7を元に作成）

表7 ▶ PSPのphenotype（Williamsら）

①Steele-Richardson-Olszewski症候群 （もしくはRichardson症候群）	いわゆる古典的・典型的PSP
②PSP-P（parkinsonism）	PSPに左右差のあるパーキンソニズムを伴い，L-ドパがある程度有効
③PSP-PAGF （pure akinesia with gait freezing）	病初期から歩行時のすくみ・無動が目立つ（純粋akinesia）
④PSP-CBS（corticobasal syndrome）	病初期に大脳皮質基底核変性症（CBD）様の左右差が目立つ症状を認める
⑤PSP-PNFA （progressive non-fluent aphasia）	非流暢性失語が目立つ

（文献8，9を元に作成）

　PSPの中では，①Richardson症候群と②PSP-Pが大部分を占め，**表7**の③〜⑤はごく少数と考えられる。WilliamsによるPAGFの報告では，7例中6例は病理学的にPSPと診断しているが，残る1例は病理学的にはパーキンソン病と診断されており，**臨床症状のみでは他疾患との鑑別が非常に困難であると言わざるをえないのだろう。**

　現時点で最新と思われるPSPの診断基準案としては，Höglingerらが2017年に報告[10]したMDS-PSP criteriaが挙げられる。この中では，必須項目および中核的臨床症状（core clinical domain）として，**表8**のように設定している。

②PSPの除外項目

　そのほか，除外項目は非常に多数の設定があるが，絶対的除外項目はアルツハイマー病（Alzheimer's disease：AD）やDLB，MSA，運動ニューロン疾患など他の神経変性疾患の除外を最大の目的としており，Litvanらの提唱したものと基本的に大きな違いはない。ただし，四肢優位の小

表8 ▶ 最新のPSPの診断基準案(Höglingerら)(2017年)

必須項目
①孤発性 ②最初のPSP関連徴候が40歳以降の発症 ③PSP関連徴候が緩徐に進行する

中核的臨床症状(core clinical domain)
①眼球運動障害(ocular motor dysfunction) ②姿勢の不安定性(postural instability) ③無動(akinesia) ④認知機能障害(cognitive dysfunction)

支持的徴候
clinical clues: 　●CC1:L-ドパ抵抗性(levodopa-resistance) 　●CC2:無動性, 痙性構音障害(hypokinetic, spastic dysarthria) 　●CC3:嚥下困難(dysphagia) 　●CC4:羞明(photophobia) imaging findings: 　●IF1:predominant midbrain atrophy or hypometabolism 　　　　MRIでの中脳被蓋部の萎縮(humming bird sign/morning glory sign等) 　●IF2:postsynaptic striatal dopaminergic degeneration 　　　　[^{123}I] IBZM-SPECT:ドパミンD2レセプタに結合→DATSCAN®と同様 　　　　[^{18}F]-DMFP-PET:ドパミンD2/3レセプタに結合

(文献10を元に作成)

脳失調は必須除外項目に含まれており,Williamsらの提唱するところのPSP-Cとの違いが問題となるだろうが,Williamsらの概念は病理で確認されたものと考えるべきなのかもしれない。

　診断に関しては,臨床症状に関係なく,病理学的に確認されたものがdefinite PSPとされるのはLitvanらの報告と同じである。それ以外の確診に至らない症例はprobable, possibleに分けられているが,もう1つ,probable/possibleのいずれにも該当しないものを"suggestive of

PSP"と呼称している点がLitvanらと異なるものである．さらに中核的臨床症状の組み合わせにより，PSPのphenotypeを**表9** [10]のように主症状ごとに細分化している．

表9 ▶ PSPのphenotype（Höglingerら）（2017年）

①PSP-P・PSP-CBS	Williamsらの報告と同様
②PSP-RS	Richardson症候群（眼球運動障害＋姿勢不安定性）
③PSP-OM	眼球運動障害が主体
④PSP-PI	姿勢不安定性が主体
⑤PSP-F	前頭葉症状が主体
⑥PSP-PGF	進行性の歩行時すくみが主体（おそらくPSP-PAGFとほぼ同じ）
⑦PSP-SL	発語/会話障害が主体

（文献10を元に作成）

③実臨床でのポイント

実際の患者に接していると，臨床的に問題となるのは通常の外来ではせいぜいPSP-P，PSP-CBS，PSP-RSあたりまでではないかと感じている．Williamsらによれば，タウ病理の分布やその密度が異なることが様々なphenotypeの出現に結びついていると考えられているのだが，病理像は最終的に剖検にまでたどり着かないと確認することはできないため，確診例を経験することはごく稀なことだろう．

実臨床では，以下の症例をみたときはPSPの可能性を考え，頭部MRI等で中脳被蓋の萎縮や第三脳室の拡大の有無を確認することが重要と考える．

臨床的にPSPを疑うポイント
①パーキンソニズムがL-ドパに反応しない
②初期からよく転倒している（転んでも懲りずに歩き，また転ぶ）
③振戦が目立たず躯幹〜頸部の筋トーヌスが高い

L-ドパは300〜600mg/日まで増量して反応をみることもしばしばあり，時には900mg/日まで増量して反応の有無をみることもある．その上で，PDらしくないと考えた際は，DATSCAN®やMIBG心筋シンチを行うことも考慮すべきだろう．個々の症例における症状の特徴をきちんと把握しておき，「臨床的にPSPを最も疑う」と言えることが重要であろうと考えている．

　そのほか，以前から神経内科領域では，PSPの無動などの運動症状や抑うつ状態の改善を目的として，三環系抗うつ薬のアミトリプチリンやセロトニン5-HT$_{1A}$受容体作動薬のクエン酸タンドスピロンを投与することが知られているが，PSPに対する保険適用そのものはなく，効果もケースバイケースであるため，薬効が感じられなければ漫然と投与しないほうがよいと思われる．

　認知機能低下に対しては，有効な薬剤があるとは言い難い．自験例では，脱抑制などのBPSDで困るような症例であれば抑肝散やmood stabilizerとしてのバルプロ酸などを投与することはありうる．

3) 大脳皮質基底核症候群 (corticobasal syndrome：CBS)

　病理学的には，CBDもPSPと同様，4 repeated tauopathyであるとされ，大脳皮質や神経核内に異常リン酸化タウが蓄積することで様々な病

> **臨床的にCBS（CBD）と判断するポイント**
> ① 症状に著明な左右差がある
> ② 錐体路症状や錐体外路症状のほか，皮質性感覚障害やミオクローヌスなどの大脳皮質徴候も伴う
> ③ 抗パ剤の効果が認められない
> ④ 画像では大脳皮質萎縮や脳室拡大の左右差を認める

態を引き起こす疾患[11]である。一般的には以下がみられたときに臨床的にはCBS（もしくはCBD）であろうと判断することが多いと思われる。

　しかしながら，CBDの診断も，前述のPSPに負けず劣らず最近はかなり複雑な様相を呈してきており，臨床的にCBDと診断された疾患の病理は，PSPやAD，レビー小体病やPick病，Creutzfeldt-Jakob病（CJD）等きわめて多岐にわたることが示されており，CBDという名称は病理診断名とし，臨床的には「大脳皮質基底核症候群（CBS）」と呼ばれるようになってきている[12]。ここでもCBSは臨床診断とし，病理学的に確定診断されたものはCBDと表すことにする。

　Leeら[13]によれば，まず，剖検によりCBDと確定診断された18例については，progressive non-fluent aphasia（PNFA）が5例，behavioral variant frontotemporal dementiaが5例，運動・実行機能障害（executive-motor phenotype）が7例，posterior cortical atrophyが1例としており，病理でCBDと確定診断された症例でもその臨床症状にかなり幅があることを示している。この報告では，"CBD often present with a frontal-predominant behavioral or cognitive syndrome"として，18例中15例では行動・認知機能障害が初発症状として認められたとされる。CBS 40例の検討では，CBDが14例（35％），ADが9例（23％），PSPが5例（13％），TDPを伴うFTLDが5例（13％），Pick病が1例と報告している。さらに，"clinicians should not assume that the absence of early motor findings excludes CBD"とも記載しており，CBDは運動障害よりもむしろ行動・認知障害を主にきたす疾患であり，病初期には頭頂葉や基底核の症状よりも前頭葉症状が主体であるとも考察している。これらの点からすると，CBDという疾患に対するこれまでの我々の「左右差のある運動・感覚症状を呈するパーキンソン症候群」という認識をかなり方向修正する必要があるのかもしれない。

少なくともわが国においては，剖検で最終診断を確認することは一般臨床の場ではかなり困難なことが多く，臨床症状からはADやFTLD等の認知症性疾患を疑う場合であっても，実際にはCBDの症状であるという可能性も決して否定できないということになる。逆に，臨床症状からはCBSと判断したとしても，その中にはCBD以外にADやPSP，FTLD等の他疾患が混在している可能性もある。

　診断基準などについては，ArmstrongらはCBD病理と関連した臨床病型（症候群）を**表10，11**のように提案し，診断基準も発表している[14)15)]が，感度は従来のものと変わりがなく，特異度も高くないとされており，CBD診断の難しさを物語っていると言えるだろう。

　PSPと同様に，CBS（CBD）の診断も混沌としてきており，調べれば調

表10 ▶ CBD病理と関連した臨床病型（症候群）の分類（Armstrongら）

表現形式（症候群）	臨床症状
probable corticobasal syndrome	①四肢の固縮／無動，②四肢のジストニア，③四肢ミオクローヌスのうち2つと， ④口舌または四肢の失調，⑤皮質性感覚障害，⑥他人の手徴候のうち2つ。いずれも非対称性
possible corticobasal syndrome	上記①〜③のうち1つと，④〜⑥のうち1つ。 対称性でもよい
frontal behavioral-spatial syndrome（FBS）	①実行機能障害，②行動・性格変化，③視空間障害のうち2つ
nonfluent/agrammatic variant of primary progressive aphasia（naPPA）	努力性・失文法的会話に加え，①単語理解は比較的保たれるが文法・文章理解が障害，②探るような，ゆがんだ発語のうち少なくとも1つ
progressive supranuclear palsy syndrome（PSPS）	①体幹または対称性の四肢の固縮／無動，②姿勢不安定性・転倒，③尿失禁，④行動の変化，⑤核上性上方視麻痺または垂直方向性眼球衝動運動の速度低下

（文献14を元に作成）

べるだけ混乱してしまうかもしれない。

しかしながら，臨床的にパーキンソニズムを呈する症例に出会ったとき，まず行うべきことは，「PDか，それともnon-PDか？」を明確にすることである。PDであればPDとしての適切な治療を開始することは当然必要であるが，non-PDと判断したときには，「治療法がないので経過をみていくだけです」とはならないことに注意すべきである。CBSで問題となる症状は無動，筋固縮，ジストニア，ミオクローヌスなどが挙げられるが，無動や筋固縮などに対してはPSPと同様にL-ドパを試みてもよいと考える。すべての例で効果があるわけでなく，一部の症例では効果をある程度実感できるといった感じではあるが，一度は試みるべきであろう。

ただし，アゴニスト等のL-ドパ以外の薬剤については，薬価が高いもの

表11 ▶ CBDの診断基準（Armstrongら）

	clinical research criteria for probable sporadic CBD	clinical criteria for possible CBD
症状	緩徐に発症・進行	緩徐に発症・進行
発症後の最低期間（年）	1	1
発症年齢	50歳以上	制限なし
家族歴（2人以上）	除外	ありうる
表現形式	①probable CBSまたは②FBSまたはnaPPAと，probable CBSの①〜⑥のうち少なくとも1つ（表10, probable corticobasal syndrome参照）	①possible CBSまたは②FBSまたはnaPPAまたは③PSPSと，②〜⑥のうち少なくとも1つ（表10, probable corticobasal syndrome参照）
タウ蛋白に影響する遺伝子変異	除外	ありうる

（文献14を元に作成）

が多いが効果はあまり期待できないこと，精神症状などの副作用を起こす可能性があること，等の理由により使用すべきでないと考えている。**認知機能低下例も多いことから，「安価だから」という理由で抗コリン薬やアマンタジンなどを投与することも，副作用面からすると使用すべきではないと判断する。**

　CBSでみられる認知機能低下に対しても，PSPと同様，適切な薬剤があるわけではないが，**AD様の認知機能低下を認める場合にはコリンエステラーゼ阻害薬を試みてもよいのかもしれない。**そのほかのBPSD等に対しては対症療法とせざるをえないだろう。

2. 非変性疾患：正常圧水頭症，血管性パーキンソニズム，薬剤性パーキンソニズム

1) 正常圧水頭症
(idiopathic normal pressure hydrocephalus : iNPH)

iNPHは外科的手技により症状を改善しうる疾患として知られているが，臨床症状は歩行障害のようなパーキンソニズムだけではなく，以下がiNPHの3徴[16]として知られている。

> **iNPHの特徴**
> ① 歩行障害
> ② 認知機能障害
> ③ 尿失禁

特徴は，様々な程度の認知症を伴うことである。歩行障害等のパーキンソニズムについては，lower parkinsonismと呼ばれるように，無動，すくみ足や小刻み歩行などの両下肢の症状が主体であり，振戦や筋固縮は基本的には認められない。歩隔（左右の足の間隔）は広く，つま先がやや外側を向いて著明な小刻み歩行を呈するようになる。iNPHはMRIやCT等の頭部画像検査で特徴ある所見を呈しており，画像診断とタップテストによる髄液排除試験で症状の改善を認めることが必要である（**表12**）。

表12 ▶ iNPHの画像所見の特徴

- 脳室拡大〔Evans index（側脳室前角間距離／その部位の頭蓋内腔）＞0.30〕
- 高位円蓋部脳溝の狭小化，一部にはCSF pocketと呼ばれる局所的脳溝拡大あり
- Sylvius裂の開大

脳室拡大は脳萎縮と混同されてしまうおそれもあるが，iNPHの場合には，「くも膜下腔の不均衡な拡大を伴う水頭症（disproportionately en-larged subarachnoid-space hydrocephalus：DESH）」[16]（図2）と言われており，脳室拡大のほか，Sylvius裂などではくも膜下腔が拡大しているのに対し，高位円蓋部ではくも膜下腔が狭小化している点が特徴的とされており，この点が脳萎縮との大きな鑑別点になるだろう。iNPHでみられる認知機能障害は前頭葉症状を呈することが多いとされ[16]，病的把握やGegenhalten，無為・無関心や脱抑制などが認められるとされている。

　診断のためにはタップテスト（髄液排除試験）を行い，髄液を30mL排除してその後しばらく（1～2週間程度観察することもある）経過をみて効果を判断し，シャント術の適応を判断することになるが，ガイドラインでは歩行障害のあるDESH患者にはタップテストは必須ではなくなったとされる[16]。脳室－腹腔シャント手術（V-P shunt）や腰椎－腹腔シャン

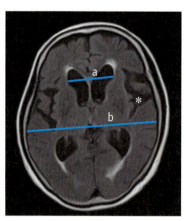

シルビウス裂の開大（＊）（くも膜下腔の不均衡な拡大）
Evans Index＝0.357（a/b）

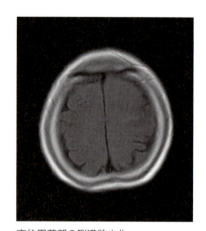

高位円蓋部の脳溝狭小化

図2 ▶ iNPH症例の画像（自験例）
この症例ではshunt術により明らかに症状改善を認めた

ト手術(L-P shunt)により歩行障害は高率に改善を認めるとされており，"definite iNPH"とは「シャント術施行後，客観的に症状の改善が示される」ものとされている。

しかしながら，自験例では認知機能障害の改善は歩行障害に比べ思わしくない症例が少なからず存在し，中には歩行状態は改善しても認知機能はその後の経過でさらに悪化していく症例も認めている。**シャント術施行前に認知症がかなり悪化している症例では，シャント術による認知症状の改善はあまり期待できないのかもしれない。**

2) 血管性パーキンソニズム (vascular parkinsonism：VaP)

ドパミン神経の変性によらず，脳血管障害の一症状としてVaPは出現すると考えられる。その画像上の特徴としては大きく2種類あり，1つは大脳基底核・視床等に出現した多発性脳梗塞(多発ラクナ梗塞など)であり，もう1つはいわゆるBinswanger型白質脳症とも呼ばれる大脳白質の広範な虚血性変化(特に前頭葉白質や側脳室周囲)によるものに大別されると考えられる[17]。

VaPはiNPHと同様，lower parkinsonismとも言われるように下半身，すなわち歩行障害が主体であることが多い。パーキンソン病(Parkinson's disease：PD)では一般に片側上下肢の症状が対側よりもやや目立つことが多く，特にHoehn-Yahr分類1度のPDはhemiparkinsonismと呼ばれるように，右または左の上下肢のみの症状が優位であり，VaPとは分布が明らかに異なる。VaPでは振戦はあまり認められず，筋固縮も鉛管様固縮がメインで，歯車様固縮は少ないとされる。そのほか，VaPでは脳血管障害でしばしば認められる徴候を伴っており，Gegenhaltenや痙縮，腱反射亢進・病的反射陽性，仮性球麻痺や情動失禁などもしばしば認

められるが，これらの所見は通常のPDでは基本的に認めない。

多発性梗塞に起因するVaPであれば，高血圧，糖尿病，脂質異常症，喫煙等の脳梗塞の危険因子がVaPの危険因子であると言っても過言ではない。多発性脳梗塞やBinswanger病では高血圧の合併はかなり高いと推察されるが，**PDでは病初期に高血圧を合併して降圧薬を内服していても，その後は経過とともに血圧は低下傾向となり，時には著明な低血圧（起立性低血圧も含める）を呈することが多いのも特徴的である。**

VaPの歩行障害は，小刻みであることはPDと同様だが，PDでは歩隔は開いていないのに対し，VaPではつま先を外に少し開き，歩隔も開く傾向となる。この点ではVaPはiNPHの歩行障害ともある程度類似していると言える。

「頭部CTやMRIで脳梗塞やBinswanger様の画像所見を認めるからVaP」とは言えず，臨床症状やL-ドパ等の治療に対する反応等から十分考察しなければならない。どうしても鑑別に困るときには，MIBG心筋シンチなどの核医学検査の施行も場合によっては考慮する必要があるだろう。中には，VaP様の画像所見を呈していても，L-ドパが著効を示しPD症状が主体と考えられる症例もあるので，**L-ドパ投与による診断的治療を一度は施行すべきである。**ただし，**L-ドパで効果のない例は深追いせず，アマンタジンの投与や歩行リハビリなどで経過をみていくようにしたい。**

3) 薬剤性パーキンソニズム (drug-induced parkinsonism：DIP)

非専門医がPDとの区別に一番難渋するのがDIPではないかと思われる。DIPの原因薬物は，よく知られているようで実は意外と気づきにくい可能性があるのだろう。PD疑いとして紹介される患者では，何人かに1人程度の割合でDIPが混じっているように感じている。

DIPは，線条体でのシナプス後部のドパミンD2受容体がブロックされることにより発症する。原因薬剤を数週〜数カ月程度の短期間だけ服用して起こることもあれば，原因薬剤を1年以上内服し，これまで出現していなかったのにある時期からDIPを発症することも起きうることに注意する必要がある。DIPはPDよりも進行が速く，適切な対応（＝原因薬剤の中止）を行わなければ症状はさらに悪化してしまう。以下のような特徴を示すパーキンソニズムをみたときは（表13），**DIPも念頭に置き，内服中の薬剤をすべて（他院からの薬剤にも注意）確認しなければならない。**

表13 ▶ 薬剤性パーキンソニズムを疑う特徴

① 急性〜亜急性に進行
② 振戦は，安静時よりも動作・姿勢時振戦が多い
③ 左右対称性の症状
④ 口唇ジスキネジア（oral dyskinesia）/アカシジア（akathisia：静止不能）が多い

① ドパミンD2受容体遮断薬

　薬剤性の錐体外路症状として，表13④のような口唇ジスキネジアを認めることがときどきある。DIPに伴うジスキネジアとしては，ドパミンD2受容体遮断薬の投与後数カ月してから発症する遅発性ジスキネジア（tardive dyskinesia）がみられることも知られている。

　アカシジアは静座不能・静止不能という状態であり，体がソワソワ・ムズムズしてじっと座っていられない，との訴えが認められる。

② 抗精神病薬

　ドパミンD2受容体の遮断作用のある薬剤はすべてDIPを引き起こす可能性があると言える。最も有名なものはハロペリドール（セレネース®）などの定型抗精神薬であるが，それ以外の薬剤でも意外とも思われる薬剤

でDIPを引き起こすこともあるため，注意が必要である（**表14**）[18]。

最近頻用される非定型抗精神病薬［オランザピン（ジプレキサ®），クエチアピン（セロクエル®），リスペリドン（リスパダール®）など］は，古典的な定型抗精神病薬よりもDIPの頻度は低いとされるが，まったくないということはないので，**長期間連用はやはり避けるべきである。**

表14 ▶ 薬剤性パーキンソニズムの原因薬剤

抗精神病薬	定型抗精神病薬	フェノチアジン系	クロルプロマジン（コントミン®） チオリダジン（メレリル®）（現在は販売中止） レボメプロマジン（ヒルナミン®）
		ブチロフェノン系	ハロペリドール（セレネース®）
	非定型抗精神病薬	オランザピン（ジプレキサ®） クエチアピン（セロクエル®） リスペリドン（リスパダール®）　など	
制吐薬	メトクロプラミド（プリンペラン®） シサプリド（アセナリン®）（現在は販売中止）		
胃薬	スルピリド（ドグマチール®）		
Ca拮抗薬	アムロジピン（アムロジン®，ノルバスク®） ジルチアゼム（ヘルベッサー®） フルナリジン（フルナール®）（現在は販売中止）		
その他降圧薬	レセルピン（アポプロン®など） αメチルドパ（アルドメット®）		
抗癌剤	テガフール（フトラフール®） カルモフール（ミフロール®）（現在は販売中止）		
その他	チアプリド（グラマリール®） バルプロ酸（デパケン®） リチウム（リーマス®） ドネペジル（アリセプト®）		

（文献18を元に作成）

③降圧薬

　降圧薬の中では，頻度は低いもののジヒドロピリジン系のアムロジピンによるDIPが比較的よく知られている．そのほか，自験例であるがベンゾチアゼピン系（≠ベンゾジアゼピン系）のジルチアゼムによるDIPを経験[19]したこともあり，稀ではあるがカルシウム拮抗薬でのDIPも起こりうることを記憶に留めて頂きたい．

④抗てんかん薬，抗認知症薬

　抗てんかん薬のバルプロ酸によると思われるDIPにも時に遭遇することがある．バルプロ酸は全般性強直間代発作で第一選択薬のひとつとされ，欠神発作・ミオクロニー発作に対しても推奨される薬剤に入っているので，ガイドラインに従えば非高齢者で使用される機会が多いと思われる．高齢者や脳血管障害などの器質性脳疾患のある患者に合併するてんかんは，部分てんかんが多いと思われるが，部分てんかんに対してバルプロ酸は第二選択とされているため，DIPのリスクのある患者にはバルプロ酸は避けたほうが無難であろう．

　そのほか，非常に稀ではあるがアルツハイマー病（Alzheimer's disease：AD）やLewy小体型認知症（dementia with Lewy body disease：DLB）に対して投与するドネペジルでも，副作用としてのDIPで小刻み歩行などの歩行障害が出現することが起こりうるので，歩容の変化などを注意して観察する必要があると言える．

⑤DIPの予防，治療，予後

　DIPを予防する方法はあるのだろうか？　特に精神科などでは，定型抗精神病薬などのドパミン遮断薬を投与するときには同時に抗コリン薬やアマンタジンなどが投与されることが多く，報告にも記載[20]されているが，

実際どの程度抑制できるかについては明らかではない。ガイドライン[21]にも記載されているように，アマンタジンはL-ドパ誘発性ジスキネジアに対し効果があることが知られているが，せん妄・幻覚などの副作用が特に高齢者では起こりやすいことに注意しなければならない。腎排泄が主体であるため，腎機能低下時には減量するなど注意が必要となる。抗コリン薬も便秘，イレウス，尿閉（男性），緑内障などの副作用が起こりやすく，特に高齢者や認知症のある患者に投与した場合は，認知機能低下を惹起しうるため，使用を控えたほうがよいとされている。

　DIPの治療としては，上述のアマンタジンや抗コリン薬を用いることはありうるが，治療の基本が原因薬剤の中止であることは言うまでもない。しかしながら，中止後症状が改善するのにはかなり時間がかかることが多く，中には数カ月かかることもある。**DIPと思われる患者を診たときには，被疑薬を中止しなければならないこと，症状改善にはかなり時間がかかること，中には多少症状が残存したままになること，等を丁寧に説明しておく必要がある。**

　DIPの予後としては，次の2つの状況が考えられる。すなわち，①完全に回復することもあれば，②その後PDに移行することもあるため，注意しなければならない。PDとしては未発症でも，ドパミン細胞がsubclinicalに減少しているとドパミン細胞の変性・消失をきたし，PDを発症してくるのではないかと想像される。数カ月間は経過を観察し，改善が認められない，もしくはさらにパーキンソニズムが進行してくるようならば，PDを発症したと考え，PDとしての治療を開始することを検討する必要がある。DIPではMIBG心筋シンチでの取り込み低下・DATSCAN®での集積低下のいずれも認められないため，**DIPとPDの鑑別に苦慮する場合はこれらの核医学検査を施行することで鑑別が可能となるだろう。**

文献

1) 渡辺宏久, 他：多系統萎縮症の病態と症候の広がり. 臨神経. 2016；56(7)：457-64.
2) Papp MI, et al：Glial cytoplasmic inclusions in the CNS of patients with multiple system atrophy (striatonigral degeneration, olivopontocerebellar atrophy and Shy-Drager syndrome). J Neurol Sci. 1989；94(1-3)：79-100.
3) Wakabayashi K, et al：Alpha-synuclein immunoreactivity in glial cytoplasmic inclusions in multiple system atrophy. Neurosci Lett. 1998；249(2-3)：180-2.
4) Gilman S, et al：Consensus statement on the diagnosis of multiple system atrophy. American Autonomic Society and American Academy of Neurology. Clin Auton Res. 1998；8(6)：359-62.
5) Gilman S, et al：Second consensus statement on the diagnosis of multiple system atrophy. Neurology. 2008；71(9)：670-6.
6) 「認知症疾患診療ガイドライン」作成委員会, 編：認知症疾患診療ガイドライン2017. 医学書院, 2017, p282.
7) Litvan I, et al：Clinical research criteria for the diagnosis of progressive supranuclear palsy(Steele-Richardson-Olszewski syndrome)：report of the NINDS-SPSP international workshop. Neurology. 1996；47(1)：1-9.
8) Williams DR, et al：Pure akinesia with gait freezing：a third clinical phenotype of progressive supranuclear palsy. Mov Disord. 2007；22(15)：2235-41.
9) Williams DR, et al：Progressive supranuclear palsy：clinicopathological concepts and diagnostic challenges. Lancet Neurol. 2009；8(3)：270-9.
10) Höglinger GU, et al：Clinical diagnosis of progressive supranuclear palsy：The movement disorder society criteria. Mov Disord. 2017；32(6)：853-64.
11) 難病情報センター：大脳皮質基底核変性症 [http://www.nanbyou.or.jp/entry/291]
12) 下畑享良, 他：大脳皮質基底核症候群と大脳皮質基底核変性症の診断. 臨神経. 2016；56(Suppl)：149-57.
13) Lee SE, et al：Clinicopathological correlations in corticobasal degeneration. Ann Neurol. 2011；70(2)：327-40.
14) Armstrong MJ, et al：Criteria for the diagnosis of corticobasal degeneration. Neurology. 2013；80(5)：496-503.
15) 「認知症疾患診療ガイドライン」作成委員会, 編：大脳皮質基底核変性症. 認知症疾患診療ガイドライン2017. 医学書院, 2017, p291. [https://www.neurology-jp.org/guidelinem/degl/degl_2017_10.pdf]
16) 森 悦朗：特発性正常圧水頭症の臨床. 老年期認知症研究会誌. 2012；19(3)：66-9.
17) 西山和利, 他：脳血管障害性パーキンソニズムの新しい診断法と治療. 日内会誌. 2015；104(8)：1585-90.
18) 川上忠孝：ゼロから始めるパーキンソン病診療. 文光堂, 2016, p142.
19) 川上忠孝, 他：Diltiazemにより急性にパーキンソニズムを呈した1症例. 神経治療. 2000；17(1)：57-60.

20）安藤喜仁：薬剤性パーキンソン症候群（DIP）. Med Pract. 2013；30(1)：76-82.
21）「パーキンソン病診療ガイドライン」作成委員会，編：パーキンソン病診療ガイドライン2018. 医学書院, 2018, p65-7.

3章 早期パーキンソン病(honeymoon period)の治療

早期パーキンソン病
(honeymoon period)の治療

L-ドパか，アゴニストか，それとも
セレギリン（あるいはラサギリン）か？

1. 基礎的事項：大脳基底核とドパミン

　臨床の話に入る前に，大脳基底核とドパミンについての解説を少し加えておきたい．基底核系の話は正直ややこしく，不明な点も多いため特に臨床家からは敬遠されがちではあるが，薬の作用をイメージするために有用なので少しでも興味を持って頂けるようになれば幸いである．

　ドパミン受容体はD1～D5までのサブタイプが存在する．線条体（striatum）にはD1受容体とD2受容体が存在しており，パーキンソン病症状に関与しているとされる．5つのドパミン受容体サブタイプは2つのサブグループに分類され，D1とD5はD1様受容体，D2・D3・D4はD2様受容体と分類されている．やや複雑な話にはなるが，黒質緻密部（substantia nigra pars compacta：SNc）のドパミン細胞は線条体へ連絡しており，線条体から淡蒼球内節（internal globus pallidus：GPi）/黒質網様部（substantia nigra pars reticulata：SNr）への直接路へはD1受容体を介し，淡蒼球外節（external globus pallidus：GPe）から視床下核（subthalamic nucleus：STN）へとつながる間接路は線条体でD2受

容体を介して連絡するとされる。このほかにhyperdirect pathway（ハイパー直接路）と呼ばれる大脳皮質から視床下核を経由し，GPi/SNrへ連なる経路がある（図1）[1]。

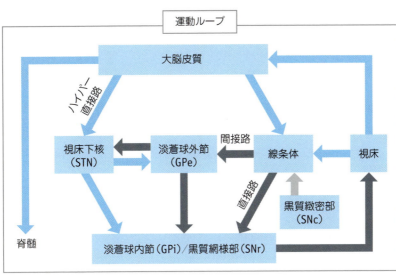

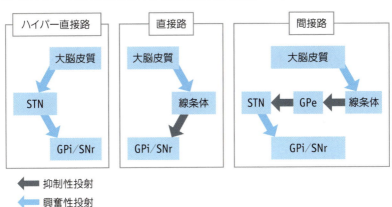

図1▶大脳基底核の回路網
SNcからのドパミン：直接路へのD1には興奮性，間接路のD2には抑制性に働く

（文献1を元に作成）

ハイパー直接路の興奮によるGPi/SNrの興奮が視床の抑制をもたらし，その後直接路の興奮で視床の脱抑制が引き起こされ，運動の実行につながる。最後に間接路の興奮が再度視床を抑制し，運動の収束をもたらすとされる。南部ら[2)]によれば，この3つの経路を介した，視床への抑制→脱抑制→抑制のシークエンスが，「必要な運動を適切なタイミングで引き起こし，逆に不必要な運動を抑制するのに役立っている」とされるのである。

　線条体ニューロンに対してD1受容体は興奮性に働き，D2受容体は抑制性に働くとされる。PDではドパミン減少によるD1/D2受容体への刺激が減少することで，ハイパー直接路の活動亢進→直接路の活動低下→間接路の活動亢進をきたし，結果的に**直接路による視床の脱抑制が減少し，運動の減少（無動）が出現するとされている**。ハンチントン病ではこれと逆の状態が想定され，その結果，運動過多（舞踏運動）が出現するとされている。

　その一方で，南部と同じ生理研のメンバーであるChikenら[3)]は，遺伝子改変マウス（D1 receptor knockdown mice）を用いた実験で，D1受容体がないときにマウスの運動は減少し，D1受容体を介する直接路の信号の動的伝達がなくなることが運動抑制につながると報告している。

　PDの発症に関するメカニズム，特に基底核の役割についてはドパミン細胞からの刺激の有無という単純なものではなく，伝達されるシグナルのパターンなどが複雑に絡み合っているのだろう。PDに用いられるアゴニストはD2/D3受容体への作用が主体（**表1**）[4)5)]であり，D1受容体に対する作用はごくわずかとされる。「直接路の信号の動的伝達」をPD治療に対して用いるという，これまでにはない治療法の開発が不可欠ではないだろうか。

表1 ▶ アゴニストの受容体親和性

名 称	麦角/非麦角	D1様受容体		D2様受容体		
		D1	D5	D2	D3	D4
ブロモクリプチン	麦角	−	+	++	++	+
ペルゴリド	麦角	+	+	+++	++++	+
カベルゴリン	麦角	0	?	+++	?	?
プラミペキソール	非麦角	0	0	++	++++	+
ロピニロール	非麦角	0	0	++	++++	+
ロチゴチン	非麦角	++	++	++	++++	+

?：不明
0：作用なし
−：抑制
＋〜＋＋＋＋：最小限の作用〜著しい作用

（文献4,5を元に作成）

2. 早期パーキンソン病に対する基本的考え方：L-ドパか，アゴニストか，それともMAO-B阻害薬か？

1) L-ドパ

　発症後数年間（3〜5年程度）はPDのhoneymoon period（蜜月期）と言われる時期である。この間は抗パ剤（特にL-ドパ）に対して良好な反応を示すことが知られており，言葉はやや乱暴だが，「誰が治療をしても患者が満足できる治療効果が得られる」時期であると言える。L-ドパで治療を開始した場合，多くの場合は150〜300mg/日程度の投与で，自覚的にも他覚的にも特に無動や歩行障害に対しての効果がかなり期待できるのである。ある程度のL-ドパを加えてもまったく反応がない症例では，PD以外のパーキンソニズムの可能性も考慮する必要があるだろう。

　ただし，PD患者であっても振戦に対するL-ドパの効果は必ずしも十分とは言えないこともあるため，いわゆる振戦型のPD患者では初期対応の時点でやや迷うこともあるかもしれない。

　L-ドパはアゴニストやMAO-B阻害薬よりも相当安価であり，費用対効果の点からいっても非常に優れた薬剤であることは間違いない。しかしながら，L-ドパを長期間投与し続けると，ウェアリングオフやオン/オフ，ジスキネジア，delayed on, no onなどの様々な運動合併症（motor complication）が起こる頻度はアゴニストよりも高いことが知られており，特に長期にわたる治療が必要となる比較的若年のPD患者において，L-ドパに依存したままの治療戦略では，運動合併症が出現した場合は長期間その副作用に苦しむことになってしまう。**進行期になってからいかに治療をうまく継続できるかは，このhoneymoon periodでの治療方針によると言っても過言ではない**と思われる。

早期PDの治療について，『パーキンソン病治療ガイドライン2011』（以下，旧ガイドライン）では，基本方針として「比較的高齢者（おおよそ70歳より上）ではL-ドパで，それ以前ではアゴニストでの治療を開始すること」が推奨されていたが，最新の『パーキンソン病治療ガイドライン2018』（以下，新ガイドライン）では，年齢による治療薬の選択というよりも，運動症状で生活に支障をきたしていればL-ドパでの治療開始を「提案する」という書き方になっている。運動合併症等がPD治療に伴い出現するリスクが高いと考えられる症例では，L-ドパ以外のアゴニストやMAO-B阻害薬での治療を「考慮する」としている。

旧ガイドラインの時代には，年齢で薬剤選択は明瞭に区別して，70歳より上はL-ドパ，それ以下はアゴニストとすべきととらえていた人も多かったのではないか。新ガイドラインには「前回の推奨と比較し大きな変更ではない」と記されているが，薬剤の選択に関しては，年齢だけが決定因子ではなく，そのほかの状況をよく勘案した上でよりフレキシブルに考慮すべきという態度を明確に打ち出したものであろうと感じている。

① 若年患者

まず，早期PDに対する薬剤の選択肢は，前述のようにL-ドパ，アゴニスト，MAO-B阻害薬の3種類があるが，それぞれの長所・短所は表2のようにまとめられる。

PD症状のために日常生活や就業に支障が出ている状態であり，確実な治療効果を希望する患者には，年齢を問わずL-ドパからの治療開始を考慮すべきと考える。ただし，比較的若年の患者では，症状のさらなる改善を望んでL-ドパをやみくもに増量してしまうことは，前述のような運動合併症のリスクが高くなったり，後述するドパミン調節異常症候群（dopamine dysregulation syndrome：DDS）を引き起こすこともある

表2 ▶ 早期PDに対する投与薬剤の比較

	長 所	短 所
L-ドパ	効果が確実，薬価が安い	運動系合併症の発症（ジスキネジア，ウェアリングオフ等）
アゴニスト	運動合併症の発症を抑えられる	DDS等の精神症状 種類によっては薬価が高い 効果はL-ドパより弱い
MAO-B阻害薬	運動合併症の発症を抑えられる	精神症状，薬価が高い 効果はL-ドパより弱い

DDS：ドパミン調節異常症候群

ため，最大限の注意を払わなければならない．投与した抗パ剤の効果が不十分と考えられるときの対応としては，患者の望むままに投与量を増やしていくのではなく，投薬の目的や副作用などについてもきちんと説明し，増量なのか他の薬剤を追加するのか等，慎重に判断すべきである．初めて治療を行うこととなる比較的若年の早期PD患者に対する薬剤選択に関しては，筆者なりに表3のような方針で行うこととしている．

②高齢者もしくは認知症，知的障害合併者

一方，比較的高齢（おおよそ70歳以上），もしくはそれ以下でも，もともと認知症や知的障害などを合併する場合には，旧ガイドラインでも提唱されていたように，L-ドパでの治療を最優先することが最も多いと思われるし，実際筆者もそのような処方をしばしば組み立てている．

高齢者や認知機能の低下している患者に対するL-ドパからの治療開始については，「速やかな症状改善により，QOLを保てること」が1つの目的であり，アゴニストやMAO-B（モノアミン酸化酵素B）阻害薬と比較してL-ドパのほうがPD症状に対する効果がより強く期待できることがまず挙げられる．比較的若年のPD患者と比較すれば，高齢PD患者は発症

表3 ▶ 早期PDへの薬剤投与：比較的若年の場合

A. 日常生活・就業に支障あり
1) L-ドパ（DCI合剤）開始（300mgまで） 　a) 基本は少量から：7日ごと程度で増量 　　50mg, 1日1回（朝）→ 100mg, 1日2回（朝・夕） 　　　→ 150mg, 1日3回×N 　b) それでも効果が不足する場合：300mg/日まで増量 　　200mg, 3×N（100-50-50）→ 250mg, 3×N（100-100-50） 　　　→ 300mg, 3×N
2) 300mg/日でも効果が不足する場合：L-ドパの増量も考慮したいとき 　→アゴニストもしくはMAO-B阻害薬の追加を考慮 　a) アゴニスト 　　● 非麦角系を用いることが多い 　　　非麦角系：ロピニロール，プラミペキソール，ロチゴチン 　　　麦角系：カベルゴリン，ペルゴリド，ブロモクリプチン 　　● 車の運転・危険作業に従事など：麦角系のほうが副作用の面からは安全 　　● ただし，麦角系では心臓弁膜症などの特有な副作用には注意（年1回のUCG） 　　● 効果をみながら，適応の範囲内での増減を 　b) MAO-B阻害薬を追加 　　セレギリン（エフピー®），ラサギリン（アジレクト®） 　　● アゴニストよりもさらに高価なため，費用負担について要説明 　　● 効果は症例による

B. 日常生活・就業に支障なし
● アゴニストもしくはMAO-B阻害薬単剤の投与を考慮してよい ● のちの運動合併症を予防できる可能性あり ● 症状を我慢させる必要はない：治療開始の希望があればきちんと対応を 　1) 症状改善が不十分：薬価の問題がなければ適応の範囲内で増量 　2) それでも効果不十分：L-ドパ追加を考慮→A-1)へ
※いずれの薬剤でも，投与に対する効果の確認はきちんと行うこと

後の平均余命が短いと言わざるをえない。人生の残された時間のADLを改善し，副作用の出現を極力抑えるようにしてQOLも良い状態に保つことは，患者の精神的安寧にとって特に重要であろう。

運動症状改善の点からだけではなく，抗パ剤（特にアゴニスト）投与による精神症状の出現をなるべく抑えることも重要な目的である。特に高齢者においては，アゴニストやMAO-B阻害薬等により精神症状（幻覚など）を若年の患者よりも起こしやすいこと，認知機能低下のある患者ではそれがより顕著になる可能性があること等から，高齢PD患者には効果と副作用を天秤にかけた結果，L-ドパを選択することが必然的に多くなるのだろうと思われる。若年であっても認知機能の低下（知的障害など）がみられる患者では，高齢PDと同様に精神症状を回避する目的でL-ドパを中心とした処方の組み立てが望ましいだろうと考える。

　非神経内科医に限らず，神経内科の医師の中でも，「L-ドパは精神症状を起こしやすい」と漠然と考える向き（もしくは思い込み）が少なからずあるように思われるが，実際には，**抗パ剤の中で精神症状を最も起こしにくいのはL-ドパであり，精神症状発現時にも最後まで温存すべき薬剤はL-ドパなのである**（図2）。L-ドパでも症例や投与量によっては精神症状の出現はありうることで，時に幻覚妄想が悪化する症例もあるが，そのようなときには投与量のきめ細かな調整などを行う必要があるだろう。

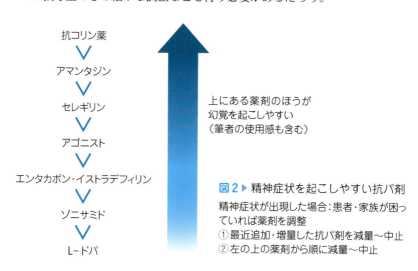

図2 ▶ 精神症状を起こしやすい抗パ剤
精神症状が出現した場合：患者・家族が困っていれば薬剤を調整
① 最近追加・増量した抗パ剤を減量〜中止
② 左の上の薬剤から順に減量〜中止

2) アゴニスト

前述（表3のB）のように，若年者の場合はMAO-B阻害薬のほか，アゴニストからの治療を開始する場合がしばしばある。アゴニストには麦角系と非麦角系があり，副作用の点でやや特徴を持ち，投与に際しては注意が必要なため，新ガイドラインの記載などから表4に簡潔にまとめておく。それぞれに特徴的な副作用などは押さえておきたい。

表4 ▶ 麦角系・非麦角系アゴニストの特徴と注意点

	一般名（商品名）	注意点	特徴
麦角系	ブロモクリプチン（パーロデル®）	消化器症状や心臓弁膜症・後腹膜線維症などに注意 基本的には第一選択としない	早期単独療法では有用と言えない
	カベルゴリン（カバサール®）		高齢者での安全性・有効性の検討が少ない 1日1回投与
	ペルゴリド（ペルマックス®）		早期単独〜進行期PDに有効とされる
非麦角系	プラミペキソール（ビ・シフロール®, ミラペックス®）	非麦角系の共通副作用として， ● 日中の過眠 ● 突発的睡眠 ● 末梢性浮腫 等がある	速放錠と徐放錠あり 衝動制御障害の頻度がやや高い うつ症状に有効な可能性
	ロピニロール（レキップ®）		速放錠と徐放錠あり 衝動制御障害の頻度がやや高い
	ロチゴチン（ニュープロ®パッチ）		衝動制御障害はやや少ない 1日1回投与 唯一の貼付剤（海外では内服薬あり）
	タリペキソール（ドミン®）	日中過眠以外の副作用は少ないが，強い眠気のため最近はほとんど用いられない	早期〜軽症PDに有効とされる

①投与回数

　一般論として，麦角系アゴニストは非麦角系アゴニストよりも先に発売されたものが多いが，カベルゴリンは1日1回投与であるのに対しブロモクリプチン，ペルゴリドは頻回投与を必要とする．ただし，ブロモクリプチンは「早期単独療法薬としては有用とは言えない」とされており，現在では初期PDに対して単独療法として用いることはまずないと思われる．施設入所などのために薬剤の費用を抑制せざるをえないとの理由で他のアゴニストから変更することは時にありうるが，初期PDに対して意識的にブロモクリプチンを新たに投与することはほぼないと考える．

　非麦角系の中で，貼付剤のロチゴチンは1日1回投与のみである．そのほかのすべての薬剤で速放錠のほかに徐放錠があり，1日1回投与が可能で，仕事等のため複数回の内服が困難な患者にとっては非常に使いやすいと言える．服薬アドヒアランスを保つためには非常に重要な点となるだろう．一方，カベルゴリン以外の麦角系アゴニストでは複数回投与が必要で，就労者にとっては内服回数がネックとなることも十分ありうると思われる．

　ただし，以下のような副作用の問題があるため，その選択にはやや注意が必要とされる．

②副作用，合併症

　若年者の場合，アゴニストで治療を開始するときに最も重要な問題となるのは，以下の非運動症状であろう．

- 副作用としての眠気（突発性睡眠など）
- 衝動制御障害（impulse control disorder：ICD）

　いずれも非麦角系アゴニストで起こりやすいとされるが，麦角系でもまったくないわけではないため，いずれのタイプのアゴニスト投与であっ

ても注意しなければならない．衝動制御障害等については「3) 衝動制御障害，ドパミン調節異常症候群など」(104頁)で詳しく説明する．

ある程度の時間以上 (10〜20分程度)，毎日のように車の運転を行う必要がある，もしくは危険業務などに従事する必要がある等の状況は比較的若年者に多いと思われるため，このような患者に対しては，眠気や突発性睡眠等を引き起こす可能性のある薬剤を使用することはやはり避けなければならない．非麦角系アゴニストの投与はこのような患者には慎重に考慮する必要があるが，麦角系アゴニストでも突発性睡眠などの問題が完全に回避できるわけではないため，投与時には十分注意することに変わりはない．

比較的若年の早期PDには，突発性睡眠などの可能性が高い非麦角系アゴニストよりも，麦角系アゴニストの選択も考慮することがあるかもしれない．その場合は**心臓弁膜症や後腹膜線維症など，麦角系アゴニストに比較的特徴的とされる合併症の問題が出てくる**ため，年1回程度の心臓超音波検査や胸腹部CTなどによる定期的観察が必要となってくる．麦角系・非麦角系のいずれにせよ，「これを処方しておけばずっと大丈夫」と言えるものはないことに留意しなければならない．

③ICDの予防

ICDの予防については，確実な予防方法は残念ながらないが，**比較的若年男性で起こりやすいとされているほか，新奇探索傾向を呈している患者などでは要注意とされている**．一般的に，PDの性格としては，「石橋を叩いて(結局)渡らない」と言われるように，慎重で変化を好まないことが多いが，この新奇探索傾向はそれとはまったく異なるものである．一言で言えば「新しいものに飛びつきやすい性格」であり，症状が軽微なのに自分から「手術 (DBS等) をしてほしい」，「iPS細胞の治療はまだ受けられないの

か」と繰り返し聞いてくる人などはその予備軍であるかもしれないと個人的に感じている。

　ドパミン受容体の中では，D3受容体の過剰刺激がICD発症に関与する[6]とされており，一般にはL-ドパなどよりもアゴニストで起こりやすいとされているが，頻度は低いもののL-ドパの不適切な使用でも十分起こることがありうるし，時にはドパミン調節異常症候群（DDS）を引き起こすことも知られている。

　比較的若年のPD患者に対して初期治療を開始する場合は，ICDの頻度がやや高いとされるプラミペキソールとロピニロールの投与はできれば避けたほうが無難であろうと考えられるが，L-ドパを投与する場合でも，症状をよく観察し，患者が希望するままに必要以上の増量をしてしまうことを避けることが肝要だろう。

　わが国では貼付剤のみが使用可能なロチゴチンは，D3受容体への親和性はプラミペキソールやロピニロールと同様ではあるが，これら2つの薬剤よりもICDは低いとされている。これは経皮吸収の徐放剤である点が有利に働いている可能性が考えられる。高齢者だけでなく比較的若年のPD患者で，特にICD発症の可能性が考えられる場合には第一選択として試みても良い。

◎

　まとめると，**アゴニストの中で第一選択とすべきは非麦角系アゴニストであるが，患者の年齢などに注意しつつ，場合によっては麦角系を選択する可能性も考慮する**。アゴニストの投与を開始するときは，L-ドパと同様，単独投与であれL-ドパへのadd-onであれ，**少量から開始して副作用に注意しながら漸増することが重要**であり，幻覚やICDなどの副作用に十分留意する必要がある。

3) MAO-B阻害薬（セレギリン，ラサギリン）

　PD患者がL-ドパを内服すると，血液脳関門を通過して脳内に取り込まれ，ドパ脱炭酸酵素の働きによりドパミンへ変換されてその効力を発揮する。このドパミンの代謝の下流部分に存在する酵素が，MAO-BとCOMT（カテコラミン-O-メチルトランスフェラーゼ）の2種類である。これらの酵素を阻害する薬剤は，ドパミンの分解を抑制しその効力を長時間発揮させるようになると考えると，その効果が理解しやすいだろう。

　COMT阻害薬にはエンタカポン（コムタン®）があるが，ウェアリングオフ出現時にL-ドパと併用することとなっており，MAO-B阻害薬と異なり早期PDに対しては単独使用も含め認められていない点に注意しなければならない。

　一方，MAO-B阻害薬はL-ドパ以外の早期PDに対する治療薬としてアゴニストと並び記載されているが，旧ガイドラインのときにはわが国で使用可能なMAO-B阻害薬はセレギリン（エフピー®）しか選択肢がなかった。しかしながら，2018年6月からラサギリン（アジレクト®）がわが国でも使用できるようになり，選択肢が増えたことは注目に値する。

　Peretzら[7]による，PDに対する初期治療としてのセレギリンとラサギリンを比較した報告がある。これによれば，MAO-B阻害薬からアゴニスト開始までの期間はラサギリンがセレギリンよりも有意に短かったとしているが，一方ではL-ドパ開始までの期間には差がなかったとしている。ただし，この報告では，薬剤の購入量からの推計であるため，実際の薬剤投与を反映していない可能性があること，PDの重症度など臨床面での情報が欠落していること，等の欠点があることを著者自身も記載しており，十分注意する必要があるだろう。

①利便性（海外旅行等）

　セレギリンは代謝産物としてL-amphetamineやL-metamphet-amineを生成することが知られており，主成分のセレギリン塩酸塩は覚せい剤原料に指定されているため，覚せい剤取締法による取り扱いの規制を受けており，病棟においても鍵のかかる金庫に保管することが求められている。そのため，海外への持ち出しも認められず，実臨床での使用の際にはこの点が最も問題となることが多いと考える。特に比較的若年者の場合，活動度が高く海外旅行などに出かけることも高齢者よりかなり多いことが予想される。セレギリンを投与中の患者は，予定された海外旅行のしばらく前からセレギリンを中止せざるをえないが，運動症状の悪化の具合によっては，L-ドパやアゴニスト等のほかの抗パ剤を適宜増量することもありうる。**同じMAO-B阻害薬であっても，ラサギリンはセレギリンとは異なり覚せい剤取締法の規制を受けないため，海外旅行の際に問題なく携行できて投与が続けられることは大きな利点であると言える。**この点においてはラサギリンのほうが優位に立っていると言ってもよいだろう。

②サフィナミド（safinamide）

　さらに，2018年10月，第3のMAO-B阻害薬としてサフィナミドの国内製造販売承認申請が行われたとのニュースをご存知の方も多いと思う。サフィナミドは既に海外ではXadago®の商品名で販売されているが，日本でのPDに対する効能としては，ウェアリングオフに対する効果が挙げられていることから，進行期の運動症状が出現してきた症例に対する投与が主体と思われる。そのため，セレギリンおよびラサギリンとは異なり早期PDに対しての適応は今のところ認可されないのではないかと予想している。次回のガイドライン改訂までにはサフィナミドもおそらくわが国で使えるようになる可能性が十分あるだろうが，もし早期PDに対する適応

が追加となることがあれば，病初期からのMAO-B阻害薬の選択肢も3つに増えてくることが期待できる。

◎

　上記のように，現在PDに対してわが国で投与可能なMAO-B阻害薬はセレギリンとラサギリンの2種類のみであり，いずれも早期PDに対しての保険適用を有している。早期PDに対するMAO-B阻害薬の選択として，新ガイドラインでは「どの薬剤が適切かに関する検討はなされていない」とされており，結局は処方する医師による患者への薬剤説明と，それを聞いた上での患者の判断にゆだねられる部分が大きいと言わざるをえない。新ガイドラインの記載ではラサギリンのほうがオフ時間短縮のエビデンスが多く，セレギリンにはウェアリングオフ抑制効果がないとされているため，先程の海外への持ち出しについてはラサギリンが圧倒的に優位であるし，運動症状に対してもラサギリンのほうがやや有利かもしれない。

　MAO-B阻害薬は高齢者では精神症状の副作用が若年者より多いと思われるため，高齢者に初期投与としてMAO-B阻害薬を単独投与することはまずないだろう。**比較的若年のPDに対して，将来の副作用の懸念から運動症状を起こしやすいとされるL-ドパ投与や，眠気やICDなどを誘発する可能性のある非麦角系アゴニストの使用を避けたいときには，MAO-B阻害薬を第一選択とすることもあるかもしれない。**

③MAO-B阻害薬投与における問題点

　MAO-B阻害薬を投与する場合に最も問題となる点はその薬価の高さであろう。2019年7月現在，ラサギリン（アジレクト®）1mg（1日あたりの最大量）の薬価は948.50円で，セレギリン（先発：エフピー®）10mg（1日あたりの最大量）では薬価は301.9円×4＝1,207.6円である。ただし，セレギリンには後発品があり173.5円/2.5mgなので，後発品では1日の

最大薬価は694円となる。30日分でラサギリンは28,455円，セレギリンは先発品で36,228円，後発品で20,820円となり，費用負担の面からみると後発品と言えども決して「財布に優しい」薬剤とは言いきれないところが問題と思われる。

自己負担を一定額におさめるため，指定難病（特定疾患）の申請は当然考えられるが，PDの場合，その認定要件はHoehn-Yahr分類3度以上，生活機能障害度2度以上が条件となっており，初期PDでは非該当とされてしまうことも少なくない。

しかしながら，この条件に満たない場合でも，1カ月ごとの指定難病の医療費総額が33,330円を超える月が年3回以上ある場合，軽症高額として医療費補助の対象となると2015年1月1日から施行・2018年改定[8]されており，60日処方等の長期処方にして支払いをうまく調整するなどで対応することにより，特定疾患非該当と判定された患者でも軽症高額を効率的に使用して処理することが可能となると思われる。

4) 抗コリン薬，アマンタジン

1950年頃に開発された抗コリン薬は線条体のコリン作動性神経終末部位に作用し，アセチルコリン受容体でのアセチルコリンの取り込みを阻害することで効果を発揮する。PDに抗コリン薬を用いることの理由は，ドパミン系とアセチルコリン系のバランス説に基づいている。生理的にドパミン神経は，持続的に線条体介在アセチルコリンニューロンを抑制しており，PD患者ではアセチルコリンニューロンの脱抑制によりアセチルコリン系が相対的に優位になっていると考えられる。ドパミン系よりも優位に立ったアセチルコリン系神経の作用を抗コリン薬により抑制し，ドパミン系とバランスを保つことがPDの運動症状改善につながるとされている。

①抗コリン薬

　新ガイドラインでは，「抗コリン薬やアマンタジンも選択肢となりえるが十分な根拠がない」とされている。特に非専門医の場合，軽症PDだろうと判断して抗コリン薬で治療を開始してから専門医へ紹介するということもしばしばあるが，現在では**抗コリン薬は基本的に第一選択とはなりえないと判断する**。抗コリン薬の抗コリン作用は中枢のみではなく全身で発現するため，口渇・便秘・イレウス・前立腺肥大のある男性では尿閉などの副作用も出現しやすいこと，特に高齢者に対しては認知機能低下をきたすおそれが大きいことがその理由である。

　実臨床では**抗コリン薬は振戦に対する一定の効果はみられる**と考えており，実際に若年者PDの中で，特に振戦の訴えが強い患者に対して付加的な投与があることは否定しない。ただし，その場合も便秘や眠気の出現などの様々な副作用にも注意しなければならず，**もし投与するとしても，十分に留意した上で補助的な使用に限定すべきである**。

②抗コリン薬の振戦型PDに対する投与

　振戦が主体で，60歳前後で早期PDとして抗コリン薬で治療を開始された患者で，その後症状の進行とともにL-ドパやアゴニスト等も開始されたがそのまま抗コリン薬も内服を継続している患者がときどき認められる。治療開始から時間もかなり経過し，70歳を過ぎて認知機能低下も少しずつ出てきたようだと感じられ，便秘もあるのでできれば抗コリン薬を中止したいとは思いつつ，「ふるえがひどくなるのが嫌だから」という理由で止めるに止められなくなっている患者を少なからず読者の皆さんも抱えているのではないだろうか。長年内服している薬を中止するように言われても，患者が効果ありと感じていれば中止させることはかなり困難である。そのようになる前に，適切な薬剤投与を常日頃から心がける必要があ

るだろう。

　振戦型のPDでは，L-ドパやアゴニストでは振戦のコントロールが今ひとつなことも，ある意味事実ではある。おおむね70歳未満で認知症もない患者においては，ADLに支障をきたすほどの振戦を認めるのであれば，治療法として視床凝固術（Vim thalamotomy）を選択するということも考慮すべきである。**抗コリン薬を選択するときは，常に副作用出現に留意し，その引き際も意識していなければならないだろう。**

③アマンタジン

　アマンタジン[9]も古くからある薬剤であり，PDの治療薬としては抗コリン薬の次（1975年）に登場している。その成り立ちはやや変わっており，抗インフルエンザウイルス薬として登場したのであるが，その後パーキンソン病に対する適応が追加になったという変わり種の薬剤である。現在ではPDの主症状そのものに対してというより，血管性パーキンソニズムの歩行障害や，脳梗塞後遺症による意欲低下等に対して投与することのほうが多いだろう。ちなみに，2000年代になってからA型インフルエンザに対する効能も再度承認（原点回帰？）されてはいるが，耐性ウイルス増加の問題があることから，抗インフルエンザ薬としての積極的使用は勧められない。

　アマンタジンのPDそのものに対する効果は新ガイドラインでも十分なエビデンスがないとされており，現在ではPDへの投与は，運動症状のひとつである**L-ドパ誘発性ジスキネジアに対して用いることがほとんど**だろうと思われる。

　アマンタジンは主に腎排泄であるため，腎障害時にはその程度によって投与量は制限され，透析患者では禁忌とされている。添付文書では「高齢者及び腎障害のある患者では投与量の上限を1日100mgとすること」と

しているが，GFRでの分類などは記載されておらず表現としてはあいまいなものとなっているため注意が必要である．

　L-ドパ誘発性ジスキネジアに対しては，新ガイドラインにもあるように，推奨投与量が200～300mg/日と比較的多量であり，幻覚妄想やめまい・ふらつきなど中枢神経・精神症状での副作用が起こりやすいことにも注意し，異常を認めたときは速やかに中止するようにしなければならない．新ガイドラインではアマンタジンの効果の持続は限定的（8カ月程度）ともされており，**長期にわたり漫然と投与することは避けるべきであろう．**

文献

1) Nambu A, et al：Functional significance of the cortico-subthalamo-pallidal 'hyperdirect' pathway. Neurosci Res. 2002；43(2)：111-7.
2) 生理学研究所システム脳科学研究領域生体システム研究部門：大脳基底核とは．[http://www.nips.ac.jp/sysnp/ganglia.html]
3) Chiken S, et al：Dopamine D1 Receptor-Mediated Transmission Maintains Information Flow Through the Cortico-Striato-Entopeduncular Direct Pathway to Release Movements. Cereb Cortex. 2015；25(12)：4885-97.
4) Olanow CW, et al：An algorithm (decision tree) for the management of Parkinson's disease：treatment guidelines. American Academy of Neurology. Neurology. 1998；50(3 Suppl 3)：S1-57.
5) ニュープロ®パッチ　インタビューフォーム．[https://www.otsuka-elibrary.jp/di/prod/product/file/nyi/nyi_if.pdf]
6) 柏原健一：Parkinson病患者の行動障害．神経治療．2017；34(3)：151-54.
7) Peretz C, et al：Comparison of Selegiline and Rasagiline Therapies in Parkinson Disease：A Real-life Study. Clin Neuropharmacol. 2016；39(5)：227-31.
8) 相沢祐一，他：新制度におけるパーキンソン病軽症Hoehn & Yahr 1 or 2での難病認定申請．Fronti Parkinson Dis. 2016；9(1)32-5.
9) シンメトレル®錠添付文書．[https://medical.mt-pharma.co.jp/di/file/dc/sym.pdf]

4章

中期パーキンソン病の合併症への対策

中期パーキンソン病の合併症への対策

1. 運動症状の合併症

　やや極端な表現ではあるが，PD発症後数年間のhoneymoon period（蜜月期）と呼ばれる時期は，アゴニストからの投与であれ，L-ドパからの投与であれ，ほぼ満足する治療効果が得られる期間であると考えてよいだろう。この時期に治療反応性が非常に悪い場合は，薬剤投与量が極端に少ないか，MSAやPSP，CBS等のほかのパーキンソン症候群をPDと判断している可能性も考慮すべきである。

　PDの診断が確実で，それまでの治療でADLなどにほとんど問題がなくても，honeymoon periodが過ぎてくるとしだいに症状が進行し，運動系・非運動系のいずれも含め様々な合併症が出現してくるようになる。3章で述べたように，アゴニストやMAO-B阻害薬で治療を開始した場合，特に若年者では，振戦の目立つPD（振戦型）でこれら薬剤のみで長期間治療を継続できることも時にはあるが，薬効の減弱を認めて増量したとしても，そのうちにL-ドパ製剤の投与が必要となってくるのである。

　まず表1に運動系合併症で認められる症状を列挙した。それぞれの状態について考えられることと，それに対する対応について，以下に解説する。

表1 ▶ 中期パーキンソン病の運動系合併症

1. 薬効の不安定性	
①ウェアリングオフ	内服後の薬効持続時間が短縮する（予測可能）
②オン/オフ	内服タイミングにかかわらずスイッチを切ったり入れたりするように症状が急激に変動（予測困難）
no on	薬剤を服用しても効果が発現しない
delayed on	薬剤内服後の効果発現に相当時間がかかるようになる
2. 異常運動/姿勢の出現	
①ジスキネジア（dyskinesia）	過剰な運動
peak-doseジスキネジア	血中濃度が最も上昇した時にジスキネジアが出現
diphasicジスキネジア	血中濃度が上昇した時と低下した時に出現
②ジストニア（dystonia）	異常肢位もしくは筋緊張異常とされる
off periodジストニア	オフ時にジストニアが出現
on periodジストニア	オン時にジストニアが出現
姿勢異常	腰曲がり・斜め徴候などもジストニアの一種と考えられる
3. 歩行障害	
①すくみ足	歩き始めや，狭いところ等で足がすくんで出てこない
②加速歩行	いったん歩き出すと小走りになり倒れそうになる

1）薬効の不安定性

　PD治療については，その**運動症状に対して100％の治療効果を求めてしまうと副作用が多くなることを忘れてはならない。**治療を行うことで元通りのADLに戻りたいという患者の願いは当然ではあるが，薬剤治療のみで完璧な治療を目指そうとすると，運動系・非運動系合併症が出現・悪化してしまうこともしばしばみられるため，8～9割程度の効果をめざし，不足

する部分はリハビリなどの運動療法をうまく利用することによりADL・QOLの維持をめざすようにすることを考慮すべきである。

　特にPD患者には生真面目な人が多く，完璧をめざす人が少なくないと感じている。**治療開始時には治療目標などを患者・家族へきちんと伝えておくべきだろう**。それまでの治療薬に新たな薬剤を追加投与した場合などでは，ジスキネジア等の異常運動が出現することもあり，そのようなときには投与薬を減量する，投与タイミングを調整するなどの微調整を必要とすることもしばしばある。

①ウェアリングオフへの対応

　ウェアリングオフは，基本的に薬剤の投与量が不足し，内服後一定時間が経過するとドパミンが減少して薬効が低下した状態と考えられる。

　PDの治療薬の基本はL-ドパであり，L-ドパは脳内でドパ脱炭酸酵素（dopa decarboxylase）によりドパミンに代謝されneurotransmitterとしての役割を果たすのである。

　L-ドパ単剤を経口的に投与すると，中枢へ到達する前に消化管や血管内に存在するドパ脱炭酸酵素により代謝されてしまい，脳内に有効に移行することができなくなる。そのため，通常はドパ脱炭酸酵素阻害薬であるカルビドパやベンセラジドを配合した合剤としてのL-ドパ製剤を使用することになる。もしも，L-ドパ単剤でPDの治療を開始したとすると，末梢で消費されるL-ドパが多いため多量の投与を必要とし，かつ血中濃度の変動も非常に大きくなるため，ウェアリングオフやジスキネジア等の運動系合併症が通常の場合よりもさらに発症しやすくなると考えられる。ちなみに，L-ドパ単剤や少量のL-ドパ製剤で治療を行うことが知られている疾患として，瀬川病[1]が知られており，参考までに簡潔に示しておく（**表2**）。

表2 ▶ 瀬川病：dopamine-responsive dystonia（DRD），hereditary progressive dystonia with diurnal variation（HPD）

1. 原因および遺伝子	ビオプテリン合成障害による先天性代謝異常。第14染色体（14q22.1-22.2）に存在するGCH1（GTP cyclohydrolase 1）変異で発症。
2. 疫学	10歳以下に発症（成人例もあり）。常染色体性優性遺伝だが女児に多い（男：女＝1：4）。
3. 症状	姿勢ジストニア型と動作ジストニア型がある。著明な日内変動（夕方になると症状悪化）。成人発症：斜頸，書痙，パーキンソン様症状で発症する例もある。
4. 検査所見	髄液のホモバニリン酸（HVA）低値，5ヒドロキシ酢酸（5HIAA）正常。髄液ネオプテリン（N）/ビオプテリン（B）両方が低下（N/B比は正常）。GCH1遺伝子変異が一つのアリルに同定（10％は変異を認めない）。
5. 治療	L-ドパが著効。副作用なく効果は永続（PDのような運動合併症を認めない）。

（文献1より抜粋）

　PDの初期治療としてL-ドパ製剤（L-ドパ/カルビドパ，もしくはL-ドパ/ベンセラジド）で開始した場合，通常は300mg/日（100mg錠の1日3回投与）で投薬を続けていることが多いと思われるが，症状が進行するにつれ，薬効が減弱し，次の内服時間まで効果を持続することができなくなる。このような場合，その後出現してきたウェアリングオフに対しては，以下のような方法が考えられる。

- **内服時間の調整**：日本人の平均的食行動では，食後3回の内服の場合，昼食と夕食の間がかなり空いてしまうことになる。PD患者は生真面目な人も多く，服薬タイミングにかなりこだわりを持ってしまって必ず食後に飲まないといけないと思ってしまい，結果的に服薬間隔がばらついてしまうことも多いのではないかと思われる。そのため，**1日3回内服で血中濃度をなるべく安定させようとすれば，食後にこだわらず，「朝6時，正午，午後6**

時」というように内服時間をあらかじめ一定間隔で決めておくという方法もある。L-ドパ製剤はアミノ酸の存在で吸収阻害を受けてしまうため，特に蛋白質の摂取後はL-ドパ製剤の吸収が悪くなってしまうおそれがあり，食前内服のほうが吸収を効率的にすることができるとされている。食後服用で効果が減弱してきた時など，患者が増量を希望しない時は，まず**服薬タイミングを食前に変更するのも一法であろう**。

- **L-ドパ製剤の増量**：抗パ剤の投与量が絶対的に不足している場合，総投与量を増やすことが必要となる。L-ドパ／カルビドパ合剤には50mg製剤もあるが，投与している1錠中のL-ドパ含有量が少なく，結果的に十分な効果が得られていない時は，1回投与量を増量するよう考慮する。50mg錠で効果持続時間が短くなれば，100mg錠に増量することは当然考慮するが，L-ドパ／ベンセラジド合剤にあるような250mg錠を用いることは筆者は行っていない。これは，**1回投与量が多くなりすぎると内服後の血中濃度の上下変動が激しくなり，ジスキネジア等他の運動症状の出現・悪化につながるおそれが大きくなるためである**。ただし，患者によっては1回のL-ドパ製剤服用量が100mgでは効果が不足するため，1回150mgに増量したり後述のエンタカポンを併用したりすることはある。

効果は出るが持続時間が短く（ウェアリングオフ）なった場合は，1回量は変えずに内服回数を4〜5回／日（それ以上のこともある）と増やして総投与量を少し増やすようにし，オンが持続するよう内服の間隔を短くするようにしてみる。ちなみに，1日当たりのL-ドパ製剤投与量が600mgを超えるとジスキネジア等が起こりやすくなると一般的に言われており，**600mg／日に増量してもコントロールが不十分のときは，他の薬剤の追加投与などを考慮すべきであろう**。

- **アゴニストやCOMT阻害薬，MAO-B阻害薬**：新ガイドラインでは，運動系合併症に対してこれら3つの薬剤はいずれも弱い推奨となっている

が，エビデンスの質としてはアゴニストが「高」，COMT阻害薬が「中」，MAO-B阻害薬が「低」とされている。比較的若年のPDの場合，前述の通りL-ドパ製剤を増量することで運動系合併症のリスクが高まる時は，アゴニスト・COMT阻害薬・MAO-B阻害薬の追加投与を考慮する。

　比較的高齢者では，アゴニストやCOMT阻害薬，MAO-B阻害薬の追加投与により，幻覚妄想などの精神症状（非運動症状）が出現する可能性が若年者より高いため，これらの薬剤を追加する時は副作用に十分注意しなければならない。薬剤の追加により精神症状などが少し認められるようになったと思われれば，無理な増量は避けるべきだが，ADL・QOL低下が問題となるようならば，L-ドパ増量や後述のゾニサミドの追加なども考慮する。

　アゴニスト・L-ドパのいずれも，ドパミン受容体に対して繰り返しパルス状の刺激が加わることが様々な運動系合併症の一因になると考えられており，**ドパミン受容体に常に一定の刺激が加わるcontinuous dopaminergic stimulation（CDS）の実現が，望ましくかつ理想的な状態であろうと考えられている**。このCDSに少しでも近づけることを目的として，1日1回投与で効果が長時間持続するアゴニスト徐放剤を用いることが理に適っていると思われるが，徐放剤であっても血中濃度・薬効はある程度変動してしまうため，運動系合併症を完全に回避できるわけではない。またアゴニスト自身による副作用としての幻覚妄想なども出現するおそれがあることから，過信は禁物ではある。

　ただし個人的な印象としては，症例により違いはあるものの，**ロチゴチン貼付剤は他の経口アゴニストと比較して多少幻覚妄想などが少ない印象は受けている**。また，貼付剤だと，副作用が問題になったら剝がすことにより血中濃度の速やかな下降が期待できるため，内服薬よりも対応しやすいと思われる。

3章でも述べたように，アゴニストやMAO-B阻害薬は初期PDに対して保険上は単独で用いることが可能であるが，COMT阻害薬は単独では使えず，L-ドパ製剤との併用が必須である．ウェアリングオフが出現したからといって，たとえば1日4回L-ドパ製剤を使用している人に対して，いきなり1日4回，L-ドパ内服時に毎回COMT阻害薬を内服させることはあまり勧められないだろう．**筆者がCOMT阻害薬を開始する時には，ウェアリングオフが出現してくる直前のL-ドパ内服時にまず100mgを投与して効果を確認し，その後は必要に応じて徐々に増量するようにしている**．COMT阻害薬として現在国内で用いることができるのはエンタカポン（コムタン®）だけである．もう1種類あったトルカポンは肝障害のために早々に国内からの撤退となってしまったが，PD以外への治療薬の可能性として，家族性アミロイドポリニューロパチー（FAP）患者のトランスサイレチン（TTR）型脳アミロイドアンギオパチーに対する治験[2]が信州大学の主導で行われている．

　COMT阻害薬の服用はL-ドパ製剤との同時内服が原則であるため，L-ドパ合剤（L-ドパ/カルビドパ）とエンタカポンを合剤として錠数を減らすようにしたのがスタレボ®配合錠である．L50とL100の2種類があり，L-ドパ/カルビドパ/エンタカポンの配合比率はL50で50mg/5mg/100mg，L100で100mg/10mg/100mgと，どちらもエンタカポン含有量は100mgである．ドパ脱炭酸酵素阻害薬の中で，スタレボ®配合錠はカルビドパを用いているが，イーシー・ドパール®配合錠やマドパー®配合錠はL-ドパ/ベンセラジドが10：4の割合で配合されている．ドパ脱炭酸酵素阻害薬の配合比率はカルビドパ含有薬よりもベンセラジド含有薬が高いため，一般的にはL-ドパ/ベンセラジドのほうが薬効はやや高いと感じることが時にある．ベンセラジド含有薬にエンタカポンを併用していた患者をスタレボ®配合錠に変更した場合，効果が減弱したと訴える患

者がある程度認められる。また，L-ドパ/カルビドパにエンタカポンを併用していたのをスタレボに変更した時，薬剤の含有量ではまったく同一なのだが，不思議なことにやはり効果が今までよりも減弱したと感じる人がいるため，変更前にはよく説明しておくことも必要だろう（実際に効果が異なるのか，プラセボ的な効果なのかは不明であるが……）。

　そのほか，新規COMT阻害薬のオピカポン（opicapone）は海外では既に日常臨床に使用されているが，国内では現在治験中であり，2019年2月27日には小野薬品により国内製造販売承認申請を行ったとのニュースが届いている。これは長時間の効果があり1日1回投与ですむとされており，エンタカポン200mgよりもオピカポン50mgのほうが強力［Stocchi教授（Rome）の講演会より］であるとも言われているようである。

　アゴニストやMAO-B阻害薬の単独投与で治療を開始した患者の場合，効果の減弱等を認めた時は，副作用（幻覚などの精神・非運動症状，ジスキネジアなどの運動症状）がなければ投与薬剤を最大投与量まで増量することも行うが，それでも効果が思わしくない時は，3章で述べたようにまずはL-ドパ製剤を適宜追加することになるだろう。

- **イストラデフィリン，ゾニサミド**：薬効の違いはあるが，イストラデフィリン（ノウリアスト®），ゾニサミド（抗パ剤としてはトレリーフ®）は非ドパミン系と考えられる抗パ剤である。イストラデフィリンはアデノシンA_{2A} antagonistとして作用し，ゾニサミドの抗てんかん作用にはT型Caチャネル阻害作用やtyrosine hydroxylase（TH）合成亢進作用，MAO阻害作用やドパミン神経保護作用があるとされ[3]，ドパミン神経保護作用も想定されているが，ドパミン受容体への親和性はないとされ，PDに対する効果の機序ははっきりしないとされている。

　ドパミン受容体への直接作用ではないためか，イストラデフィリン，ゾニサミドのいずれも，副作用としての幻覚など精神症状はアゴニストと比

較して低いと考えられており，実際使用してみても幻覚の出現・悪化は少ないという印象は受けている。ただし，双方とも使用されているのは日本国内のみであり国際的評価は定まっていない（ゾニサミドは海外でもその効果が知られているようではあるが……）ため，新ガイドラインでも，この2つの薬剤は「エビデンスレベル　低」とされ，推奨度も「弱い」とされているのだと思われる。

　イストラデフィリンを，ウェアリングオフのある患者に使用した印象としては，「何となく全体的に良い感じ」という患者の意見があった。切れ味の良さよりも，マイルドに効いてくるという感じであり，あまり効果が感じられないという患者もいる。現在進行中の事項としては，イストラデフィリンの改良型であるスーパーノウリアスト®とも呼べる薬剤の治験が始まっているとの情報もあり，今後の進捗に期待したいところである。

　ゾニサミドはPDに対して25mg/日と50mg/日が適応となっており，振戦を含めたPD症状の改善に効果があり，50mgではウェアリングオフに対する効果も期待できる[4]とされている。ただ，効果発現までには4〜8週くらいとやや時間がかかるとも言われており，1カ月程度の経過観察では効果がまだ実感できないこともありうるため，待てる患者であれば2カ月程度時間をかけて効果を確認したほうがよいだろう。効果発現までの時間の長さ，薬価の高さ（948.50円/25mg錠，1422.80円/50mg錠。2019年5月現在）に加え，効果が出やすい人（responder）とそうでない人（non-responder）がいるように感じられること，等の理由から，PDの専門医以外ではやや使いにくいだろうと思われる。なお，包括医療対象患者などではその薬価の高さのために継続が困難となることもあるが，実臨床の場ではエクセグラン®散を同量で処方することもときどきある。ただし，厳密に言えば保険適用外であるため投与の際には自己責任でお願いしたい。

- **アポモルヒネ（apomorphine）皮下注**：アポモルヒネ皮下注（アポカイン®）

は薬効上はドパミンアゴニストに分類され，ドパミンD1・D2受容体に作用する。突然のオフに対してのレスキュー薬として投与され，臨床試験では20分後から効果がみられ2時間後には効果が消失するとされている。1日5回までの投与が認められており，投与間隔は2時間空けることとされ，1日総投与量は6mgまでとされている[5]。投与量は主治医の持つプログラマで設定することが必須であり，患者が自分で設定を変更することはできないようになっている。これは投与量が闇雲に増えることでドパミン調節異常症候群（DDS）等を発症しないようにする目的もあると考える。

基本的には症状出現時の自己注射となっているが，突然オフとなりアポカイン®が必要な場合には，ほぼ間違いなく自分で注射を打つことはできないだろうと思われる。**レスキュー薬としての効果は確実であるが，必要とする時に投与できなければ常備している意味がないため，緊急時の体制（注射を家族が行うのか，それとも訪問看護師などか，等）について普段から調整しておくことが肝要である。**

アポカイン®は常温保存であり冷蔵保存する必要はないので，デイサービスやショートステイに行く時などは，内服薬と同様に携帯することを忘れず，使い方を周囲にきちんと周知しておく必要がある。なお，アポカイン®はモルヒネとは異なり，健常人が誤って使用しても多幸感などが出ることはなく，逆に嘔気・嘔吐などの消化器症状や傾眠などが出現するだろうと思われる。しかしながらきちんと管理を行い，誤用などがないように十分注意しなければならない。

②オン/オフ，no on，delayed onなど

ウェアリングオフと似ているが，オン/オフは服薬タイミングにかかわらず，スイッチを入れたり（オン）切ったり（オフ）するように薬効が出たり切れたりする状態であり，薬剤調整によるコントロールはかなり困難で

ある。動けなくなる状態の出現が予測できないため，ADL・QOLに対する影響も相当大きいと考えられる。セレギリンでオン／オフを改善したとする報告は旧ガイドラインの時から記載はあるが，ジスキネジアの悪化等も起こりうるため，投与時には注意しなければならない。**高齢者ではセレギリン追加により幻覚などの精神症状が出やすいため，細心の注意を払う必要があるだろう。**ただし，ウェアリングオフをオン／オフと見誤ることもあるため，症状を見きわめることは重要である。オン／オフかウェアリングオフかよくわからない時には，一度はウェアリングオフの項で述べたような対策を行って反応をみてもよいだろうと考える。ただし，効果がないときにはいたずらに薬剤の追加・増量を行うのではなく，いったん元に戻して再調整をするようにしないと，雪ダルマ式に薬剤が増えることもしばしばあるため気をつけなければならない。

　no onは内服しても薬効が出てこない（オンにならない）状態であり，delayed onは服薬後から効果発現までに長時間かかるようになる現象である。いずれも消化管からの吸収が低下してきた時に出現することがあり，内服薬（特にL‒ドパ製剤）を水に溶かして内服することで消化管からの吸収が速やかになり，結果的に効果が発現しやすくなることがあるので，一度は試みる価値はあると思われる。蓋のできる容器に100mL程度の水や微温湯と薬剤を入れ，しっかりと振盪することで溶かすことができる。オフのときには患者は自分ではあまり動けないため，患者家族・介助者などに伝えておくと役立つこともあるだろう。ウェアリングオフでも述べたように，内服タイミングを食後から空腹時にずらしても効果がみられる可能性はある。

　L‒ドパ製剤は消化管内が酸性の時により吸収しやすいとされており，制酸剤やプロトンポンプ阻害薬などの**消化管作用薬内服時には服薬タイミングをずらしたほうがよいかもしれない。**L‒ドパ製剤内服時にビタミンC

製剤（ハイシー®など）を併用することもしばしば行われている。L-ドパは小腸上部（空腸）で吸収されるので，胃内に長時間停滞しないようにするため，モサプリドやドンペリドンなどの消化管運動改善薬を併用することもしばしば行われる。

2) 異常運動／姿勢の出現

①ジスキネジア（dyskinesia）

　PDでは進行期になりウェアリングオフやオン／オフなどの運動系合併症がみられるようになると，ジスキネジアが運動系合併症として出現してくることが多くなってくる。ジスキネジアとは異常運動を指しているが，"異常な運動が過剰に出現する"と考えるのが最も妥当である。ジスキネジアは薬効（ドパミン血中濃度）がピークに達した時に出現するpeak-doseジスキネジアと，薬効が上昇する時と低下する時の両方で出現するdiphasicジスキネジアの2種類が知られている（図1）。頻度としては，peak-doseジスキネジアのほうがdiphasicジスキネジアよりも頻度が高いとされており，薬剤が効いて体もよく動く時にしばしば認められる。

　peak-doseジスキネジアの場合，ADL・QOLに支障をきたすdisabling dyskinesiaであれば患者から「勝手に手足が動くので何とかしてくれ」という訴えも出るが，不随意運動の程度によっては「不随意運動はあまり気にならないし，このほうが体は動けるので困っていない」と不自由を感じない人もおり，そのような場合には薬剤調整はあえて行わず，経過観察としてジスキネジア悪化等の有無の経過を見てもよいと考える。ただし，over-treatmentの状態が持続することでドパミン調節異常症候群（DDS）の発症が懸念される場合もあるため，明らかにジスキネジアがひどい場合は「少しだけ薬を調節してみましょう」と提案するようにしたほ

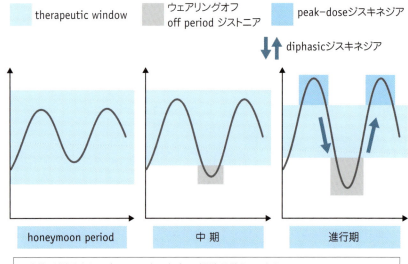

- 症状の進行とともにtherapeutic window (TW) は狭まってゆく
- 症状が進行するにつれ，ドパミン神経変性のため内服後の血中濃度の変動が大きくなる
- TWよりも血中濃度が高くなればジスキネジアが出現
- TWよりも血中濃度が低くなればウェアリングオフやoff periodジストニアを生じる
- 進行期になると，血中濃度の上昇/低下によりdiphasicジスキネジアが生じる

図1 ▶ ドパミン血中濃度とtherapeutic window，ウェアリングオフ，ジスキネジアなどの関係

うがよいだろう。

　このpeak-doseジスキネジアは，"ドパミン血中濃度が高くなりすぎた時に効果が過剰となりジスキネジアを発現する"と考えるとわかりやすい。進行期になるとドパミンニューロンはかなりの割合で変性脱落しているが，この時期になるとドパミンニューロン以外のセロトニンニューロンなどでL-ドパからドパミンへの変換が行われるようになり[6]，薬効が継続すると考えられる。しかし，セロトニンニューロンでのドパミン放出はドパミントランスポタ (dopamine transporter：DAT) 等で制御できず，過剰なドパミンが放出されてpeak-doseジスキネジアが出現する[6]

ようになるとされている。

　ドパミン血中濃度との関連で考えると，peak-doseジスキネジアは，血中濃度がピークに達した時に出現し，一方diphasicジスキネジアは血中濃度の上昇および下降と関連するとされ[7]，その機序は異なるものと考えられている。peak-doseジスキネジアではドパミンの効果を残しつつ，ジスキネジアが出現しない程度に血中濃度の頂点を若干低くするために，**L-ドパの総量は基本的に変更せず，1回量を少なくして（100mg→75mgや50mgなど）投与回数を増やすという方法が治療として考えられる。L-ドパ製剤とアゴニストの両方が投与されている場合は，徐放性のアゴニストを投与して安定したD2受容体刺激（continuous dopaminergic stimulation：CDS）を行い，それにL-ドパの分割投与を上乗せして投与量を調整するというパターンが考えられるだろう。**速放錠のアゴニストが使用されている場合は，この**安定したD2受容体刺激に近づけるため，速放錠を徐放錠に変更したほうがよいだろう**と考えられるのである。

　diphasicジスキネジアでは血中濃度の上昇・下降という不安定性がジスキネジア発症につながっていると考えられるため，投与するL-ドパ総量を少し増やす必要がある場合もあるが，CDSに近い状態を導入することも症状改善には役立つ可能性がある。そのためにはL-ドパ製剤を少量頻回投与にする，L-ドパの経空腸的持続投与（デュオドーパ®）を導入して血中濃度の変動を極力小さくすることなども考えられる。

　抗パ剤の調整のほかに，ジスキネジアに対しては視床下核への脳深部刺激（subthalamic nucleus-deep brain stimulation：STN-DBS）の導入も考えられる。STN-DBSによる持続的電気刺激が基礎的なL-ドパ投与と同様の意義があると考えられ（底上げ効果），そのぶんL-ドパ総量を少し減量することができれば，血中濃度の変動を小さくし，その結果ジスキネジアの改善につながる可能性もある。

そのほかの薬物治療では，ジスキネジアの治療として新ガイドラインにも記載されているものがアマンタジン（シンメトレル®）の投与である。アマンタジンは300mg/日の投与でジスキネジアを改善するとされているが，効果は時間とともに減弱すると言われている。**特に高齢者においてはアマンタジンにより幻覚などの精神症状をきたしやすいことが知られており**，保険上は300mg/日が上限とされるが，まずは100～150mg/日と少量投与してから必要に応じて増量を試みたほうがよいと思われる。また，アマンタジンは主として腎排泄であるので，高齢者も含めて腎機能の低下が懸念される症例では投与量を100mg/日程度に控える必要があるが，効果と副作用を考えるとそのようなハイリスクの患者には最初から使用を避けるほうが賢明かもしれない。

② ジストニア（dystonia）

ジストニアは，Albaneseらにより，「しばしば反復性の，異常な運動や姿勢もしくはその両方を引き起こす持続的もしくは間欠的な筋収縮を特徴とする運動疾患[8]」と定義されている。これだけではわかりにくいかもしれないが，ジストニアとは筋緊張の異常によるジストニア姿勢（dystonic posture。痙性斜頸など）と，不随意運動が主体となるジストニア運動（dystonic movement）の両方を指すものとされ，過剰な筋収縮により引き起こされるものである。ジストニアでは筋力低下や麻痺をきたすことはないとされている[9]が，これはジストニアのために筋力低下などを起こすことはないという意味であり，脳性麻痺や脳血管障害などに続発する二次性ジストニアでは，麻痺などに引き続いてジストニアが出現するので区別しておく必要はあるだろう。

PDの場合，ジストニアを呈する状況は主に，①on periodジストニアと，②off periodジストニア，の2つがあるとされている。名前のよう

に，それぞれオン/オフの時期に一致してジストニアが出現するものであり，不随意運動としてのジスキネジアとの違いが判然としないが，異常運動という点からするとジスキネジアとジストニア（ジストニア運動）とは同じような意味合いと考えてもよいだろう。on period/off periodを問わず，ジストニアというと，24時間持続しているというよりも間欠的に出現するというイメージがあるが，後述の首垂れや斜め徴候等の姿勢異常も，筋緊張の異常という点からすればジストニア（ジストニア姿勢）の一症状と考えることもできる。一般にPDの臨床においては過剰な運動をジスキネジア，姿勢異常などをジストニアと呼ぶことが多い印象がある。

　on periodジストニアに対しては，peak-doseジスキネジアと同様，D2受容体刺激が強くなりすぎていると考えられるため，対処法としても抗パ剤の分割投与などが考えられる。一方，off periodジストニアは抗パ剤の効果が切れる時に出現するので，ウェアリングオフと同様に抗パ剤の底上げを図り，薬効が低下しないようにする必要がある。そのためには，**L-ドパ製剤の増量というよりは，COMT阻害薬を導入することでオフの改善をめざすことや，アゴニストの徐放剤によるCDSの実践，イストラデフィリンやゾニサミドの導入，場合によってはDBSなどを導入することによりオフに対して底上げをし，同時にジストニアの悪化がないことを確認してゆく。**

3) 歩行障害

　PDはその症状から振戦型（tremor dominant type）と固縮－無動型（rigid-akinetic type）に大別できるが，特に固縮－無動型では初期から歩行障害がやや目立つことが多い。基本的症候としての歩行障害は，Hoehn-Yahr分類1度では，ヘミパーキンソニズムと言われるように，片側（病側のみ）が歩行時にすり足になることから始まり，両側性障害に

進行するにつれてしだいに小刻み歩行が目立つようになってくる。PDの小刻み歩行は，血管性パーキンソニズムや正常圧水頭症などのほかのパーキンソン症候群と異なり，歩隔が狭く（横に足を開いていない），両側の爪先は開かないのが特徴である。

進行期になるにつれて問題となってくるPDの歩行障害は，①すくみ足，②加速歩行，③易転倒性であろう。これらについての対応を考えてみたい。

①すくみ足（frozen gait）

歩行中にいったん立ち止まったときなど，次に歩き出そうとするときに足がすくんで出てこなくなる現象である。体重を前に移動させようとしても足がついてこないため，転倒に直接つながる可能性も高く，ADL低下の大きな原因のひとつとなる。足を出そうとしても出ずに膝がガクガクすること（trembling in position）も認められる[10]。

新ガイドラインでは，すくみ足はオン時とオフ時に分けて考えるように記載があり，ウェアリングオフがないときのすくみ足では「治療薬の用量が不十分と考えられる」ので抗パ剤の増量を検討するようにとされている。この部分はなかなか理解しにくいかもしれないし，抗パ剤を増量するとジスキネジアや幻覚などのほかの副作用が出現する可能性もあるため，抗パ剤増量は慎重に行う必要がある。L-ドパのみ，もしくはアゴニストやMAO-B阻害薬の単独投与のみで治療を行っている場合，ウェアリングオフを認める前にすくみ足が出現する可能性はかなり考えにくいが，そのような場合には当然他の抗パ剤の追加などを考慮し，経過を見ることが重要だろうと思われる。

すくみ足に対する内服としてドロキシドパ（ドプス®）の投与を行うことはあるが，新ガイドラインにも記載があるように，効果が認められる患者

は一部のみであり，むしろ投与しても効果を実感できないことのほうが多いと思われる。**すくみ足を認める場合は，内服薬よりもリハビリによる歩行練習などを行うほうが効果は期待できるかもしれない。**視覚や音などの外界刺激を利用して歩き出す時のきっかけとすることも，すくみを改善するために利用できる方法である。

　PD患者は細めに開けたドアの前ですくんでしまって動けなくなることもあるため，狭いところ等に入ることは避け，トイレなどもバリアフリーのようにドアが広く開けられ，内部もある程度の広さがあるほうが望ましいと思われる。また，広いところであってもモノトーンの床では足がすくんでしまい歩けなくなるが，横断歩道のゼブラゾーンのような模様の上だと，それが視覚キューとなり，すくみが改善して歩きやすくなる (kinesie paradoxale) ことが知られており，自宅の廊下にもテープを貼ってゼブラゾーンのようにしたほうが歩きやすくなるだろう。患者の普段の歩調に合った音楽を聴覚キューとして使い，リズムに合わせて歩行することですくみを改善することも期待できるだろう。視覚キューや聴覚キューがない時は，片方の足を一回後ろへ引き，次にその足を前に振り出してから歩き出すことですくみが改善し歩き出しやすくなることもある。また，自分自身で「いち，に，いち，に……」とかけ声をかけてもらい，自分自身の声をキューとして歩き出すという方法も考えられるし，手押し車を押していると比較的足がスムーズに出ることもある。すくみの改善のためにはこのような方法も患者に指導しておくことも重要であろうと思われる。

② 加速歩行 (festination)

　加速歩行とは，歩いているとだんだん早足となり最後には転倒してしまうようになる現象である。加速といっても通常の走る状態とはまったく異なり，大股になることはない。前述のすくみ足と一緒になっていることが

多く,「歩き出すことがなかなかできないが,いったん歩き出すと小走りのようになり最後には転倒してしまう」ということが多いだろう。加速現象は歩行で最も顕著ではあるが,歩行以外にも書字・発語などでも認められる[10]とされる。書字では字がだんだん小さくなるのとともに書字速度は速くなり,発語は声量が減少して早口になり聞き取りにくくなってくる。

　起立している時に上体を前や後ろへ押した時,正常であれば1,2歩足を踏み出して止まることができるが,PD患者では止まることができずに歩き出してしまう。これは姿勢反射障害もしくは突進現象と呼ばれている。加速歩行の中で「小走りになり止まれない」という現象が突進現象であるといってもよいかもしれない。前方,後方,側方への突進現象はそれぞれanteropulsion, retropulsion, lateropulsionと呼んでいるが臨床的意義には変わりはない。

　なお,パーキンソン症候群の中で,PSPでは姿勢反射障害・突進現象を初期から認めるが,PDでは中期以降に認められる症候であり,これがみられればHoehn-Yahr分類3度に分類される。

③易転倒性(fall)

　易転倒性は独立した症状というより,すくみ足や加速歩行,突進現象などの結果として姿勢を保持することができなくなり,最終的に倒れてしまう状態である。PDでは中期以降の症状であるが,パーキンソン症候群のPSPでは比較的早期から前頭葉障害による認知機能低下を認めることが多く,歩行時に何度転倒してもいっこうに気にせずにまた歩き出すことを繰り返してしまい,硬膜下血腫や骨折などの発症に繋がることがあるため,周囲が十分に注意する必要がある。2章に記載したように,PSPのサブタイプとしてPSP-PAGF (pure akinesia with gait freezing) があり,これは病初期から歩行時のすくみ・無動やそれによる易転倒性も非常

に目立つものとして知られている。

　原疾患がPDであれPSPであれ，易転倒性に対する治療は前述のすくみ足等に対する対応と同様であり，運動療法などを試みることはするが，**薬物療法はかなり困難であると言わざるをえない。**

　すくみ足などが著明となってきた患者に対して脳深部刺激療法（deep brain stimulation：DBS）を行うこともありうるが，DBS（特に視床下核 subthalamus：STN-DBS）による治療は四肢の筋固縮や振戦などには効果が出やすいのに対し，すくみ足や姿勢反射障害などの体幹症状は改善しにくいと言われている。

2. 非運動症状の合併症

1) 気分障害：apathy（アパシー）・anxiety（不安）・anhedonia（アンヘドニア），うつなど

　PDには抑うつ合併が比較的多く，40〜50％にみられるとも言われている[11]。うつの問題以外に，PD患者の心の問題として一般的には，周囲の出来事などに対して慎重で変化を好まず，新たな薬剤や治療などを提案しても「もう少し様子を見させて下さい」と，すぐに受け入れることがなかなかできないという人が多いように感じている。このような状態を指して，神経内科医の間では「石橋を叩いて結局渡らない」と表現されることもある。このような症状はPD自体の特徴とも思われ，早期からみられることもしばしばあると感じている。

　PDにおける非運動症状としては，PDの初期から認められうるものとしての「気分障害」や，病前性格ともいえるPD患者特有のムードなどがあるが，そのほかにも抗パ剤の副作用により惹起しうるDDS等の，いわゆる「精神症状」も忘れてはならない。以下，順を追って解説してゆく。

　PDの病前性格とも言える特徴は，①apathy（アパシー），②anxiety（不安），③anhedonia（アンヘドニア）の3つが主なものとされ（**表3**），AAA（トリプルA）といわれることもある。

①アパシー

　新ガイドラインには「興味・関心の喪失」と記載されているが，文献的には「自発性の障害と定義され，それが少なくとも4週間以上持続する状態」[12)13)]等の記載がみられる。見た目の"やる気のなさ"から，抑うつのようにも見えるが，いわゆるうつ病とは異なり，アパシーでは悲哀感・罪業

表3 ▶ パーキンソン病の気分障害の臨床的特徴

	臨床的特徴	定 義	治 療
apathy （アパシー）	●やる気がない ●悲哀感・罪業感はない ●睡眠障害や食欲低下などの身体的訴えに欠ける ●うつ合併もあり	●興味・関心の喪失 ●無感情・意欲の低下	●L-ドパ製剤の増量 ただし複数の神経系の関与があるとすれば，単純にL-ドパを増量するだけでは対応が困難 ●リバスチグミン（適応外），アマンタジン，MAO-B阻害薬，DBS
anxiety （不安）	●オフ時に増悪しやすい ●うつと併存することも多い	●恐れなどを感じる対象がはっきりしない	●オフ時のみにみられる場合は，ドパミン作動薬を調整する ●三環系抗うつ薬，SSRI ●アトモキセチンに有意な改善報告あり（適応外） ●認知行動療法
anhedonia （アンヘドニア）	●アパシーや認知症，うつなどの部分症状になりうる	●快感の消失 ●喜びを経験できないこと	●三環系抗うつ薬，SSRI ●ドパミンアゴニスト

感がなく，睡眠障害や食欲低下などの身体的訴えに欠ける点が異なるとされる。様々な疾患でアパシーは抑うつに合併してみられることもあるが，PDでは抑うつに伴うこともあればアパシーのみを単独で認めることもあるとされる。

永山[11]によれば，アパシーはドパミン系だけの関与ではなく，コリン系やノルアドレナリン系など複数の神経系が関与していることが示唆されている。PDでのアパシーに対してはL-ドパ製剤の増量なども検討されるが，複数の神経系の関与があるとすれば，単純にL-ドパを増量するだけでは対応が困難であることも十分予想されるだろう。

②不安

うつと並んでPDではよくみられる症状であるとされており，うつと合併することもあれば独立して認められることもある。文献[14]によれば，うつと不安の背景メカニズムには差があることも示唆されている。PDではうつまたは不安の生涯リスクは約60％と，一般人口の不安有病率よりもかなり高いともされている。さらに，PDでうつや不安がオフの時のみにみられる場合は，ドパミン作動薬を調整することでこれらの症状を軽減できるとも言われている。

③アンヘドニア

新ガイドラインでは「快感の消失」とされるが，永山によれば「喜びを経験できないこと」とされ，アパシーや認知症，うつなどの部分症状になりうるとしている[11]。

うつに対する治療薬としては，三環系抗うつ薬[ノルトリプチリン（ノリトレン®），アミトリプチリン（トリプタノール®）]や，SSRI[セルトラリン（ジェイゾロフト®），フルボキサミン（デプロメール®）]，ドパミンアゴニストの投与で有効性がある[11]とされ，特にD3受容体に親和性の高いプラミペキソールなどのアゴニストで効果があると言われている。この永山の報告[11]では「うつ」のみに対する治療というよりも，アパシーやアンヘドニアも含めた「気分障害」に対してこれら三環系抗うつ薬・SSRIやドパミンアゴニスト投与の可能性を述べていると考えるべきであろう。しかしながら，D3受容体に親和性の高いアゴニスト（プラミペキソール）はドパミン調節異常症候群（dopamine dysregulation syndrome：DDS）や衝動制御障害（impulse control disorder：ICD）の原因になりうると考えられており，薬剤の副作用でうつ等とは正反対の状態になってしまう可能性があるため，投与後の精神状態には十分留意する必要がある。

2) 幻覚妄想など

　PDと同じく，病理学的にレビー小体を認める疾患としてレビー小体型認知症（dementia with Lewy body：DLB）がある。認知症状の発症時期にいわゆる1 year rule（11頁）と呼ばれるような違いがあるとされ，PD発症後1年以上経ってから認知症状や幻覚妄想などが出現してきたものはDLBではなく認知症を伴ったPD（PD with dementia：PDD）と呼称することも以前から行われており，McKeithら[15]も，PDが明らかな場合に認知症が出現したものをPDDとすべきとしている。2011年頃，とある研究会の席上でDLB提唱者の小阪憲司先生にこの点について質問したところ，「基本的には同一のスペクトラム上の疾患と考えるべき」との回答を頂いたことがあった。McKeithも，小阪と同様，「レビー小体病」という言葉がしばしば役立つとも記載しており，研究目的では1 year ruleを適用してDLBとPDDを区別したほうがよいだろうともしている。

　パーキンソニズム＋認知症という患者も多数みられ，中にはDLB/PDDのようなレビー病理による認知症ではなく，アルツハイマー病を合併していることも当然ありうるだろう。また，それ以外にも，PD以外のPSPや脳血管性パーキンソニズム（vascular parkinsonism）のために認知症を呈しているということもしばしばみられる。PDの診断が確実と考えられても，パーキンソン症状の軽重，初期からの非薬物性の幻覚妄想など，症例による症状の違いもあり，臨床的にいわゆるPDDもしくはDLBといわれる状態というのは，1 year ruleというやや便宜的な方法以外では明確な区別は正直かなり難しいのではないかと感じることも多い。また，明らかに認知症症状を認めるが，認知機能低下のパターンをみるとDLBなのかADなのか鑑別が非常に困難という症例も少なからずおり，認知症病型診断の難しさを物語っているのだろうと実感する。ちなみ

にDLBの診断基準はMcKeithらが2017年に提唱[15]したものが知られており，指標的バイオマーカとして，①SPECTまたはPET，②MIBG心筋シンチグラフィ，③睡眠ポリグラフ検査の3つが加えられている（表4 [16]）。

いわゆるレビー小体病（PDD＋DLB）に認めうる精神症状としての幻覚妄想というのは，①PD発症前もしくは発症後早期から，②PDの治療後一定時間経過（認知症が始まった頃）してから明らかになる，の2つに大別できるだろうと考えている。

発症前もしくは早期から出現する幻覚妄想は，1 year ruleによれば

表4 ▶ レビー小体型認知症の臨床診断基準（2017年）
前提として，進行性の認知機能低下を認めることが必須である。

1. 中核的症状	a）認知の変動 b）繰り返し出現する具体的な幻視 c）認知機能低下に先行するREM睡眠期行動異常（RBD） d）特発性パーキンソニズム：動作緩慢，寡動，安静時振戦，筋強剛
2. 支持的特徴	抗精神病薬に対する過敏性，繰り返す転倒，失神，便秘・起立性低血圧などの自律神経機能障害，過眠，嗅覚鈍麻，幻視以外の幻覚，アパシー，不安，抑うつなど
3. 指標的バイオマーカ	a）SPECT／PETでのドパミントランスポータ（DAT）取り込み低下 b）MIBG心筋シンチグラフィでの取り込み低下 c）睡眠ポリグラフ検査による筋緊張低下（－）のREM睡眠
4. 支持的バイオマーカ	a）CT／MRIで側頭葉内側が比較的保たれる b）SPECT／PETで後頭葉の活性低下を伴う全般性の取り込み低下 　±cingulate island sign c）脳波：後頭葉の著明な徐波
probable DLB	a）2つ以上の中核症状（指標的バイオマーカは問わず） 　or b）1つの中核症状＋1つ以上の指標的バイオマーカ
possible DLB	a）1つの中核症状（＋），指標的バイオマーカ（－） 　or b）中核症状（－），1つ以上の指標的バイオマーカ（＋）

（文献16より抜粋）

(他のcriteriaを満たせば) DLBと診断されることになる。DLBの精神症状，特に幻覚妄想については特徴的なものが知られており，長濱によるまとめ[17]を表5に挙げておく。これはDLBの精神症状を幻覚・誤認・妄想の3つに大別しているが，実際にはPDDの場合の精神症状も，DLBと程度の差こそあれ本質的にはほぼ同様であろうと考えている。

DLBに伴う精神症状の治療は，実際にはDLBの認知症の治療と密接に関連している。わが国で保険適用のあるものはドネペジル（アリセプト®）のみであるが，海外ではDLB（特にPDD）に対してはリバスチグミン（海外では内服だが，わが国ではパッチ製剤のみ）のみが適応となっており，ドネペジル，ガランタミン，メマンチンは"off-label（FDA認可外）"とされているようである[18]。わが国においても実臨床の場ではDLBやPDDに対してリバスチグミンを用いることはしばしば行われているのが実情である。筆者のやり方としては，**まずはドネペジルを試みて，効果が思わしくなければリバスチグミンに変更する，あるいは貼付を手伝ってもらえる介護者がいる場合には最初からADの保険病名をつけてリバスチグミンを処**

表5 ▶ レビー小体型認知症の精神症状

幻覚および関連症状	誤認および関連症状	妄想および関連症状
人物の幻視 実体意識性 動物・虫の幻視 物体の幻視 要素性幻視 幻聴 体感幻覚	人物の誤認 幻の同居人 Capgras症状（入れ替わり妄想） 場所の重複記憶錯誤 人物の重複記憶錯誤 実際はいない家族が家にいる 亡くなった身内が生きている 物体の誤認 場所の誤認 テレビ誤認 その他の誤認関連症状	盗害妄想 迫害妄想 心気的妄想 嫉妬妄想 妊娠妄想

（文献17より引用）

方するようにしている。ただ，イクセロン®パッチは4.5mgで329.8円/枚，18mgで417.2円/枚，リバスタッチ®パッチはこれより2円ほど安い設定ではあるが，リバスチグミンにはまだジェネリックがなく，施設入所中などで薬剤費用負担が定額になっているところでは処方が難しい場合もあり，注意が必要である。他の抗パ剤も高価なものを使用していたりすると，薬価負担がさらに大きくなってしまうおそれもありうる。ただし認知症を合併しているような患者では幻覚妄想も認めることが多く，高価なアゴニストやセレギリンなどは既に中止していることも少なくないため，負担の大きさについてはそれほど大きなものにはならない可能性はある。

3) 衝動制御障害，ドパミン調節異常症候群など

PDに認められる非運動症状として，幻覚妄想など以外でしばしば大きな問題となる症状としては**表6**のようなものが挙げられる。

表6 ▶ パーキンソン病の幻覚妄想以外の非運動症状

①衝動制御障害 （impulse control disorder：ICD）	過食（binge eating）：PDの3.6〜4.5% 性行動亢進（hypersexuality）：2.4〜8.9% 病的賭博（pathological gambling）：2.6〜8.0% 買い物依存（excessive shopping）：0.4〜6.4% 攻撃性亢進
②反復常同行動（punding）	1.4〜14%
③ドパミン調節異常症候群 （dopamine dysregulation syndrome：DDS）	3.4〜4.0%

（頻度は文献19による）

①衝動制御障害（impulse control disorders：ICD）

ICDはPDに特有のものではなく，DSM-5にも記載されている精神障害の一症状である。D1からD5まであるドパミン受容体のうち，D3受容

体を刺激することは前述のように抑うつに対する効果が期待できるが，過剰刺激によりICDを誘発しうると考えられている。

ICDの各症状について，以下に具体的な状況を記載しておく。

- **過食 (binge eating)**：いわゆる「むちゃ食い」のことである。通常，PD患者はどちらかというとやせ気味の人が多い印象もあるが，過食を認める患者では体重増加をきたしてしまうこともある。

- **性行動亢進 (hypersexuality)**：文字通り，性行動（性欲）が亢進した状態となり，インターネットでポルノ画像を一晩中検索するなどして，日常生活も破綻してしまう等の症状が認められる。嫉妬妄想などと結びつくと，自分のパートナーが他人に奪われると思い込み，高齢者であってもパートナーに繰り返し性行為を要求するようなことまで引き起こしてしまうことも起こりうる。

- **病的賭博 (pathological gambling)**：いわゆる「ギャンブル依存症」の状態である。PDでは慎重な性格の人が多く，飲酒やギャンブルなどでの問題は通常は認めないことが大部分であるが，ICDを呈した一部の患者では，朝から晩までパチンコ店に入り浸ってしまうことまである。

- **買い物依存 (excessive shopping)**：「買いあさり」の状態である。パソコンやスマホなどが普及し，インターネットが非常に身近になった現在では，性行動亢進と同様に，インターネットを使えば患者が好きなように買い物ができてしまうため，買い物に対する敷居が非常に低くなっていることも関係しているのだろう。性行動亢進や買い物依存はそのような現代社会だからこそ出現し，注目を浴びるようになってきたのだと考えている。

- **攻撃性亢進**：PDの慎重な性格とは異なり，他人に対する攻撃性が強くなった状態である。上記のような行為を他人から指摘され，止めるようにと咎められると強く反発し怒り出してしまう等の行動が認められる。これらICDのいずれの症状も「衝動」という言葉が示すように，「やり始めたら

止まらない，自分で止められない」というのが基礎にあると考えられる。そのために社会生活・家庭生活などに重大な悪影響を及ぼしてしまうことが重大な問題となってしまう。

②反復常同行動 (punding)

　pundingとは「他人から見て今行う必要のないことに没頭し，寝食や排泄も忘れてしまうこと」とされている。「趣味に没頭している人」であり自分の好きなことに熱中しているといえばそれまでだが，そのために寝食・排泄や薬剤内服も忘れてしまい，気がついた時には動けなくなったりする状態にまで陥ってしまうことがある。①のICDでも述べたように，性行動亢進のためネットを渉猟して性的な画像を一日中眺める，病的賭博のため朝から晩までパチンコ店に入り浸りひたすら台の前に座って打ち続け，薬も飲まずに動けなくなり救急車で搬送されるなど，punding症状はICDとも密接に関連している。そこまで異常なものでなくとも，「朝から晩まで手芸に没頭する」というものもあり，これなどは見方によっては「趣味があっていいですね」で終わるかもしれないが，「雑草の花の写真を撮り溜めする」「瓶の王冠をたくさん集める」など，他人がみれば何の役にも立たず，「こんなものは趣味ではない」というものも認められる。テレビ等でしばしば問題となっているいわゆる「ゴミ屋敷」も，「捨ててあるものをひたすら拾ってくる・捨てない」ということであれば，ひょっとしたらpundingの表れなのかもしれないと個人的には考えている。

③ドパミン調節異常症候群 (dopamine dysregulation syndrome：DDS)

　DDSはPDを対象としているが，ICDはPD以外も対象としているとされる。ICDはDDSを包括するとされるが，DDSに含まれるがICDに含まれないものも，その逆もあると林[20]は述べており，症状からみると

ICDとDDSの区別はけっこうあいまいかもしれないが，基本的にDDSはドパミン作動薬の乱用のためと考えられ，一言で言えば「薬物依存」とほぼ同様と考えてもよいだろう。

DDSの具体的症状としては，ドパミンアゴニストだけではなく，L-ドパ製剤も含めたドパミン補充療法薬を必要以上に渇望するものだが，前述のICD症状や，punding，軽躁状態，易刺激性や抑うつなどの気分障害も呈することが知られている[19]。アゴニストもしくはL-ドパ製剤を繰り返し使用することで快感も得られるため，必要以上の薬剤投与を渇望してしまう。そのため，予約よりも早く医療機関を受診し，「薬がなくなった」と追加処方を希望する，かかりつけ医では処方量の異常さに気がつかれてしまうため「普段行っているところが休診なので……」とかかりつけ医以外の医療機関で処方を依頼する，さらに海外例では非合法的手段（強盗など）を使って薬剤を入手するなど，違法薬物依存患者が薬物入手のために手段を選ばないことと類似する点もある。患者は，ばれることはないだろうと思って複数医療機関を渡り歩いて抗パ剤を多量に処方してもらい，支払基金や国保からの連絡で重複処方が露呈した例があるとも聞く。このようなDDSの危険性が高いred flags（危険信号）としては，**表7**[20]のようなものが報告されている。

表7 ▶ ドパミン調節異常症候群（DDS）のred flags

強い危険信号	● 若年発症（45歳未満） ● アルコール／違法薬物乱用の既往 ● 衝動的／刺激を追求する性格
ほぼ確実な因子	● 抑うつ状態の既往 ● 即効性ドパミン補充薬の過剰な使用
その他	● disabling dyskinesiaによく耐えられる ● ICD，punding，不眠，軽躁，攻撃的行動など

（文献20より抜粋）

④ ICD，DDSの予防・治療

　新奇探索傾向（新しもの好き）のある若年男性患者でこのような状態にある患者では，DDSやICD等を起こしてしまう可能性が高いと考えるべきであり，「薬剤の内服方法などをきちんと守る，自己判断で増量しない」等，普段から患者だけでなく家族など患者周囲の人にも危険性をきちんと説明しておくことが重要となるだろう。

　新ガイドラインでは，新規PDの治療の際にL-ドパ製剤かアゴニストかという選択については，旧ガイドラインのように年齢で一律に区別するのではなく，「精神症状発現のリスク」が高くなく，「運動系合併症のリスク」も高くないと判断されれば，ドパミンアゴニストでの治療開始を考慮するとなっている。ただし，特に若年性PDのように45歳未満発症の場合には，上記DDSのred flagsに十分留意し，アゴニストが高用量とならないようにすることや，安定した受容体刺激のために速放錠ではなく徐放錠を用いるようにするなど，投与薬剤を工夫することが必要となる。ICD発症にはドパミンD3受容体への親和性の強いプラミペキソール，ついでロピニロールやペルゴリドが誘発しやすいといわれているため，**リスクの高い患者に対してはこのようなアゴニストは第一選択とすることを避けるようにし，使用するとしても決して高用量とならないように工夫すべきだろう。**

　DDSはアゴニストだけでなく，L-ドパ製剤で起こす可能性もあると言われている。そのため，DDSの危険性の高い患者は無条件にL-ドパ製剤で治療を開始すればよいというわけにもいかない。内服により効果が目にみえてわかるL-ドパ製剤のほうがDDSに繋がる危険性がアゴニストよりもむしろ高い場合もありうるだろう。ウェアリングオフが出現して動けなくなることが患者の不安を募らせ，オフになりたくないと必要以上にL-ドパ製剤を内服してしまうことがDDSのきっかけともなるため，**抗パ剤の適切な投与によりウェアリングオフを起こさないようコントロールする**

ことが重要となってくる。

　PDでのDDSやICD，いずれかの症状の有病率は6.1%とされるが，アゴニスト服用者では13.7%と言われている[19]。一番の問題点は，ICDのような症状は患者や家族が「頭がおかしくなったと思われるので，言うのが恥ずかしい」と考えたりして，積極的に相談してくることは少ないだろうと思われる点である。**ICDやDDS等の非運動症状が考えられる時は，主治医側から積極的に「このような症状がないですか？」と質問することが必要となってくる。**PD患者を診る時はICDやDDSは対岸の火事ではなく，主治医としては「この患者も実は困っているのでは？」と，疑ってみることも必要であろう。

　治療について，アゴニスト過剰により引き起こされているICDは，当該アゴニストを減量〜中止もしくは他の薬剤へ変更することを考慮するとされている。わが国では貼付剤としてのみ使用されているロチゴチンは，プラミペキソールやロピニロールと同様，D3受容体に対する親和性も高いのだが，内服薬よりもICD等は起こしにくいという印象を受けている。プラミペキソール，ロピニロールやペルゴリドを使用してICDが出現した患者には，これらの薬剤はいったん漸減して中止し，その後ウェアリングオフなどで運動症状が思わしくなければロチゴチン投与を試みてみるのもよいだろうと思われる。副作用としての局所皮膚反応の問題はあるが，ICDやDDSのリスクが高いだろうと予想される患者では，当初からロチゴチンを選択してみるほうがよいかもしれない。

　アゴニストを中止する時は，一度に中止するとウェアリングオフなどの運動症状が出現することがありうるので，漸減して減量ないしは中止の方向としたほうがよいだろう。そのほか，ゾニサミドやイストラデフィリンは直接ドパミン受容体に作用するのではないため，ICDを呈した患者でアゴニストを中止して運動症状が悪化した場合に追加投与を考慮しても

よいかもしれない。

　新ガイドラインには，「DDSに対する治療は明確でない」と記載されているが，DDSでは（L-ドパ製剤などの）用量との関連だけでなく，むしろ用法のほうが重要[21]とも言われている。1日当たりのL-ドパ製剤総量がどんどん増えてしまうことも避けなければならないが，そのほかに，DDSのリスクが高い患者に対しては，患者がオフと考える時に患者自身の判断でL-ドパ製剤を追加内服する「rescue use」としての使用を禁止することを徹底すべきであろう。ただし，斎木[21]によれば，DDSではL-ドパ製剤内服時の快感を得るために「オン時の追加処方がしばしば認められる」とも言われているため，運動症状のコントロール不良群でのみ起こるのではないことを覚えておく必要がある。そのためには，**患者にとってL-ドパ製剤もしくはアゴニストが「どのくらい必要か」かつ「どのくらいあれば十分か」ということを十分に把握することが主治医には求められる。**

　また，「薬を飲み過ぎてはだめ」と患者だけに指導しても，DDSを呈する患者には効果がない可能性が高いため，そのような場合には家族・介護者など患者の周囲の人にも状況を理解してもらい，必要があれば薬剤の管理を周囲の人に行ってもらうことも検討すべきである。L-ドパ製剤など，DDS発症の原因となっている薬剤を減量すれば症状は軽快するであろうが，運動症状のコントロールは悪化することが十分に予想される。**何のために症状悪化のリスクを抱えてまで薬剤を減量しなければならないのか，患者本人および家族などに十分説明して理解を得ないと，患者側からの協力は得られないだろうと思われる。**

◎

　いまだに「こんな症状が出てしまうL-ドパ製剤は危険だ！」という意見をネットなどで見かけることもあるが，L-ドパ製剤はきちんと使えば治療効果は確実にあるので，誤った一方的な情報のみを患者に与えて適切な

治療が遂行できなくなったりしないよう，PDの症状・経過・薬剤の効果や副作用などについてきちんとした情報を患者に提供して理解してもらうことが重要であると考える。

3. 薬物治療以外の治療法

　当然のことながら，リハビリ以外のDBSやデュオドーパ®による治療は，前述の薬剤等と同様，効果が期待できるのはほぼPDだけである。「内服薬で効果がないから，診断ははっきりわからないけどDBSをやってもらおう」という発想は通用しないため，これらの治療を考慮する際には，PDであるという確証をあらかじめ得るようにしなければならない。

1) 手術療法：定位脳手術 (stereotaxic surgery)

　手術療法は，視床や淡蒼球内節に対して電気凝固を行う破壊術と，淡蒼球内節や視床下核への深部電極埋め込みによる刺激術の2種類に大別される。どちらの手技も，遺伝性ジストニアや本態性振戦などPD以外の疾患に対して施行されることもあるが，ここではPDに対する適応について説明を加えてゆく。

　手術療法の適応となる条件は以下のように考えられている。おおむね70歳未満を対象とすることが多いと思われるが，この点は施設や患者の状態によりある程度の差はあると思われる(**表8**)。

　定位脳手術の基本として，頭部にフレームを固定し，頭部MRIやCT画像などを撮影して脳のアトラスに重ね合わせることで位置決めを行い，記録電極をどの向きからどのくらいの深さまで挿入するかをあらかじめ計算しておく。術中は患者の頭部はステレオ装置にフレームが固定されているので動かせないが，会話や手足を動かすことはまったく問題なくできる。破壊術と刺激術のどちらもテスト刺激の効果をみながら手術を進める必要があるため，局所麻酔で頭蓋骨にburr holeを開けて完全な覚醒下に

表8 ▶ パーキンソン病に対する手術療法の適応

1. PDであること（PSP, MSA, CBD等パーキンソン関連疾患は適応外）
2. おおよそ70歳未満であること
   - 施設・患者の状況により多少の違いはある
3. ウェアリングオフなどの運動系合併症があり，オンのときは歩行などが可能であること
   - 生活に支障をきたす振戦や，ジスキネジアで薬剤増量が困難な症例は適応あり
   - 夜間・早朝の有痛性ジストニアにも適応あり
   - オン時のすくみや突進現象などへの効果は期待できない
4. 著明な認知症・非薬剤性の精神症状（幻覚妄想など），強い脳萎縮がないこと
   - 薬剤性の精神症状の場合，DBSで悪化することがありうるので注意が必要
5. DBSの場合，術後しばらくの間tuningのための通院ができること

施行される．手術の侵襲度に大きな違いはない．

　破壊術は淡蒼球や視床に電極を挿入し，電気凝固により目的の部位の破壊を行うのだが，刺激術の場合は記録電極を挿入して脳内の電気活動を確認することで位置決めを行い，視床下核などのオリエンテーションをつけてゆく．位置決めができれば，埋め込み電極を挿入してテスト刺激を行うことで振戦や無動等に対する効果を確認し，電極を固定することになる．破壊術では術後の脳内に金属などの異物は残さないため，術後にMRI等を施行することにもまったく支障はない．しかしながら破壊術は刺激術のように術後に効果を調整することが一切できないため，その点は刺激術のほうが有利であろう．

　一方，刺激術では前胸部にジェネレータを埋め込み，リード線を皮下に這わせ，頭蓋骨のburr holeから挿入してキャップで固定している．以前はバッテリー容量の関係で3～5年程度でジェネレータを定期的に交換する必要があったが，最近は電池寿命が長くなったことや，充電式のデバイスも出てきているので以前よりはバッテリー交換による患者への負担は減っている．しかし，金属異物を挿入しているため，感染や皮膚壊死，き

つめの帽子で頭部のリード線が露出するなどのトラブルが起こりうること，MRIが撮影しにくいことなどがマイナス要因として挙げられる（注：MRIは一定の条件下であれば撮影可能とされている）。

破壊術/刺激術の施行部位と改善できる症状については，**表9**[22)]に挙げた。

表9 ▶ パーキンソン病に対する外科療法：手術方法・部位と期待できる効果

	振戦	筋固縮	姿勢反射	歩行	オン/オフ	不随意運動
視床Vim（凝固・刺激）	+++	++	−	−	−	−
淡蒼球GPi（凝固・刺激）	+	+++	−	+	+	+++
視床下核STN（刺激のみ）	+	++	++	++	++	++

（文献22より引用）

①視床腹中間核破壊術（Vim thalamotomy），淡蒼球内節破壊術

PDや本態性振戦などで，薬剤コントロールが困難な振戦を呈する症例では，対側の視床腹中間核破壊術Vim (nucleus intermedius ventralis) thalamotomyを行うことで振戦を軽減～消失させることが可能となる。振戦型PDの場合は特に進行はかなり緩徐とされ，Vim thalamotomyを1回施行することでかなり長期間（場合によっては数年間），振戦のコントロールが保てる場合もある。初期から振戦が非常に強く日常生活に支障があるようならば，初期治療としてまずVim thalamotomyを選択する方法もあり，奏効すれば抗パ剤が当分の間不要～少量ですむ可能性も十分考えられる。

以前は両側性の視床破壊術は認知機能などへの影響があるため禁忌とされており，両側性障害を呈する患者では一方にVim thalamotomyを施行して同時に対側にDBSを施行するという方法もしばしば行われてい

たが，東京女子医科大学・平 孝臣先生によれば最近ではそれほど危険ではないとも考えられており，同時ではなく半年～1年程度の間隔をおいて両側Vim thalamotomyを行うこともある（研究会での質疑応答より）とのことであった．PD治療に起因するジスキネジアの軽減目的で淡蒼球内節破壊術を行うことがあるが，これも平先生によれば，両側を対称性に破壊するとL-ドパ抵抗性のパーキンソニズムが出現するため避けるべきとのことであった．

②脳深部刺激療法（deep brain stimulation：DBS）

表9[22]に記載したように，刺激療法のターゲットとしては，Vim・淡蒼球内節（internal segment of the globus pallidus：GPi）・視床下核（subthalamic nucleus：STN）の3つがある．施設により考え方は多少違う可能性はあるが，Vimは破壊術で振戦をコントロールすることがむしろ多く，Vimに対してDBSを施行することはあまりないと思われる．一方，GPi-DBSは薬剤調整ではコントロール困難なジストニア・ジスキネジアなどに対して施行されることが多く，STN-DBSはPDの症状全般に対して効果が期待できると考えられており，ウェアリングオフが出現する，オフ時の運動症状が悪化したといったときに考慮される．GPi-DBSは抗パ剤の総量（L-ドパ equivalent daily dose：LEDD）を減らすことはできないとされているが，STN-DBSでは刺激により底上げ効果が期待され，LEDDを減量することができ，その結果として薬剤性のジスキネジアなどの運動合併症を軽減できる可能性もあるとされる．DBSでは構音障害・嚥下障害・姿勢保持など，体の中心付近の症状に対しては効果が弱いとされており，注意が必要である．

STN-DBSの場合は，刺激電極の挿入を行うこと自体が刺激となるためか，1～2週程度は刺激をしなくても明らかに運動症状が改善する現象

が認められ，この時期に薬剤を減量して刺激を調整するtuningを実施してゆく。これはSTNの急性破壊効果（lesioning effect）と考えられている。脳血管障害などでSTNが障害された場合はヘミバリスムス（hemiballismus）を認めることがあるとされるが，DBSの細い電極挿入ではヘミバリスムスを認めることはほとんどなく，病巣（lesion）の大きさなどが関係しているのかもしれない。

　非薬剤性の幻覚妄想などがある場合や，もともと認知症がある患者は，術後に精神症状が悪化してしまうおそれがあるため，DBSは基本的に禁忌と考えるべきである。薬剤性の幻覚妄想などがある患者では，薬剤の調整等により術前に精神症状が消失すれば，DBSを施行することもありうる。ただし，DBSにより精神症状の再燃や，それまで精神症状がなかった患者で新たに精神症状が出現することもあるため，DBS挿入後の精神症状や認知機能の変化には特に注意する必要がある。

　脳萎縮が強いと，burr holeを開けたときに脳脊髄液が流出してしまい脳の位置がずれてしまう。そのためターゲットに正確に電極を刺入することができなくなり，やはりDBSは施行すべきではない。70歳よりも高齢の患者で適応とならないのは，認知機能だけでなく脳萎縮なども影響するからである。

　前述のように，MRIは対応機種であれば一定の条件下に撮影することはできるが，十分な注意が必要である。また，ショッピングセンターの自動ドアや，万引き防止のためのセキュリティシステム等を通過する際に電源がオフとなってしまうことがある。DBSを施行された患者はジェネレータのオン／オフのみ可能なリモコンを渡されているので，「急に調子が悪くなって動けなくなった」というときは，まずジェネレータのスイッチを確認する必要がある。

　DBSを施行された患者が亡くなった場合，800℃以上では小爆発（破

裂）が生じる可能性があるので，心臓ペースメーカーと同様の対応でやや低めの600℃以下で火葬するという方法であれば問題ない[23]とされている。ジェネレータのメーカーであるメドトロニック社は火葬前の取り出しを推奨していると深谷らは記載[23]しているが，同社のホームページ上では明確な記載が見当たらなかった。深谷らによれば，心臓ペースメーカーと同様に低温（600℃以下）での火葬を行えば爆発の問題はないとしている。

2) レボドパ・カルビドパ配合経腸用液〔デュオドーパ（Duodopa®）〕

　発症後の時間経過とともに，ウェアリングオフやジスキネジアなどの運動系合併症がしだいに出現してくるようになるが，他の薬剤などを組み合わせてもこれらの合併症が改善されない場合，経口製剤に代えて経空腸的にL-ドパ製剤を投与してCDSを実践できるようにと考案されたものがこの薬剤であり，2016年9月に販売開始となっている。

　空腸に薬剤注入チューブを挿入して持続的に投与することで血中濃度をほぼ一定に保つことができ，経口投与よりもはるかにCDSの理想に近づいていると言えるが，この薬剤は24時間持続で投与を行うのではなく，1日の投与時間は16時間と規定されており，基本的に覚醒時にのみ持続投与を行うようになっている。Avvbieのホームページ[24]によれば，就寝中は寝返りによるチューブ脱落などの可能性があるためと日中16時間のみの使用となっているようである。そのため，夜間～早朝には適切な薬剤投与を行わないとオフやジスキネジアなどの運動系合併症が再燃してしまうため，アゴニスト等の従来の薬剤を用いてコントロールを図る必要がある。

　デュオドーパ®の内容はL-ドパ・カルビドパ水和物（メネシット®）と同一である。経腸用液なので腸瘻を作成した上で専用デバイスを用いて薬剤を持続的に注入することが必要である。メーカーホームページ[24]によ

れば，その手順は，以下の通りである。

① 使用中のすべてのL-ドパ製剤をL-ドパ・カルビドパ製剤に変更
② 入院して経鼻空腸管を挿入し，反応性をみながらデュオドーパ®投与量を調整
③ PEGを造設し，PEGを介してJチューブを空腸に留置する（PEG-J）

　経鼻空腸管を挿入して試験投与を行い，その後PEG造設を施行しなければならないので，入院は必須であること，（高額医療などが適応にはなるが）費用が通常の内服薬などと比較して相当高価（15,004.30円/1カセット100mL，1日最大用量は100mL）になること，等が実際に使用する場合には問題となる可能性がある。対象となる患者は比較的若年者が多くなる可能性が高く，適応の判断・実施に際しては患者・家族にも十分な説明を行って同意を得た上で施行することが重要となるだろう。

　なお，国立精神・神経医療研究センター病院での報告では[25]，L-ドパ持続経腸療法（LCIG療法）施行中の18人の患者で平均21.1カ月の観察期間内に合計130件の合併症がみられたとしている。その内訳は胃瘻部疼痛23件，不良肉芽14件，胃瘻部発赤・びらん11件，胃瘻部感染8件，Jチューブ体内部での屈曲19件，Jチューブ交換時に抜去不能13件，Jチューブ先端部位の偏位6件，コネクター破損8件，薬液カセット開封不能10件などとされているが，LCIG療法に習熟した神経内科医であれば対応可能なものが多かったとしている。合併症として具体的にどのようなものが起きうるのかは，胃瘻造設を施行してもらう消化器内科医やLCIG療法を希望する患者に説明できるよう，主治医側がきちんと理解しておくことが望ましいだろう。

3) リハビリテーション

　PDに対しては薬物治療が治療の基本となると考えるが，特に中期以降となれば，抗パ剤を使用していれば寝ていても症状がよくなるということはなく，適切なリハビリテーション（リハビリ）の施行は必須であるといえる。患者に対しても，口を酸っぱくして「薬を飲んで寝ているだけではよくはなりませんよ。毎日少しずつ・マイペースでよいから運動を続けるようにしてゆきましょう」と伝えるようにしている。

　PDの性格としてのAAA (apathy, anxiety, anhedonia) のため，運動を勧めても気力がなくて始められない・続けられないという患者も多いのだが，一方では生真面目な人も多いことから，きちんと説明して家族の協力も得るようにしてゆけば，それなりにモチベーションも上がってくる可能性はあると思われる。

　リハビリとしてのダンスや太極拳などで，UPDRS part Ⅲのスコアや運動機能が改善したとする報告もあるほか，認知機能の改善にも効果がみられると言われている[26]。新ガイドラインにも，リハビリは早期〜進行期等のどの段階でも介入の有効性が高いと言われている。

　比較的若年の早期PDでは，仕事をしたりして活動性は比較的保たれているかもしれないが，高齢発症の場合など，もともとADLが低下しつつある場合には，たとえ早期であっても積極的にリハビリを施行することでその後のADL・QOLも維持できるだろうと思われる。現在の症状のみにとらわれることなく，将来の運動・認知機能の維持を見越してのリハビリ介入を行ってゆくことが求められると考えている。高齢者になれば骨関節系の疾患やいわゆるロコモティブ症候群なども多くなるため，画一的なリハビリではなく，個々の年齢や症状に見合ったリハビリを工夫し，継続してゆくことが必要である。

振戦に対するリハビリはやや困難であろうが，筋固縮に対しては，放置すれば関節可動域（ROM）制限などの器質的異常に繋がるおそれもあるため，筋力トレーニングやROM訓練などを適切に行うことにより，症状軽減の一助となる可能性はあると思われる。「十分に動けないから動きたくない，動こうとしない」という悪循環に陥ってしまうとさらに症状は悪化するばかりであるため，この悪循環を断ち切るために患者に対してリハビリを積極的に勧めるのも主治医の大きな仕事だと考えている。

　すくみ足や小刻み歩行・加速度歩行・奇異性歩行など，歩行障害はPD治療の際に患者も主治医も一番悩むところではないだろうか。歩行障害に対するリハビリはPDのリハビリの中で最も基本となるところであり，すくみ足などの特徴的な症状に対しては，「3) 歩行障害　①すくみ足」（**94頁**）で述べたように，視覚キューや聴覚キューを応用したリハビリを行うことで症状改善に繋がる可能性があると考える。この場合，集団リハビリなどで人に合わせて行うのではなく，あくまで自分のペースで，1人1人の状態にあったリハビリを行うことが重要である。

　PDでしばしばみられる姿勢異常，特にcamptocormiaと呼ばれる腰曲がりについては，ジストニアの一種と考えてボツリヌストキシン（ボトックス®）注射やキシロカインで効果がある[27]とも言われているが，内服薬等では治療が難しいとされており，DBSでも定まった効果があるとは言えないとされている。

　腰曲がりのような症状に対して，リハビリによる傍脊柱筋トレーニングを継続的に施行することで改善がみられる[28]とされており，積極的に導入することが望まれる。この文献で述べている方法は，1回3分×1日3回の施行を目標としている。長時間のリハビリは患者にとっては敷居が高く，中断の大きな要因になるため，1回の施行時間はごく短くした点が特徴的である。「姿勢を良くする」ことを目標とし，積極的にリハビリを行う

ことを主治医からも勧め，患者家族などからも繰り返し患者に働きかけてもらうことで継続していくことができるような環境作りを行ってゆくことが重要である。

リハビリだけでPD症状が著明に改善するわけではないが，薬剤では改善しにくい症状に対しての効果が期待できる面もあるため，DBS等の手術療法と合わせ，薬物療法の補完的治療としてリハビリは積極的に考慮すべきと考えている。

また，PD以外のパーキンソン関連疾患（MSA, PSP, CBD等）では薬物療法があまり期待できないが，リハビリを施行することで少しでもADLを保つよう努力をすることは非常に重要であると考える。これらの疾患では，治療法がないとの説明にショックを受ける患者・家族も多くみられるが，だからといってすべて諦めるのではなく，できることを患者と一緒にやってゆくことで，結果的には患者満足度を上げることもできるのではないかとも思われる。

文献

1) 小児慢性特定疾病情報センターホームページ. [https://www.shouman.jp/disease/details/11_24_062/]
2) UMIN-CTR臨床試験登録情報の閲覧. 家族性アミロイドポリニューロパチー（FAP）患者のトランスサイレチン（TTR）型脳アミロイドアンギオパチーに対するトルカポンを用いた治療研究. [https://upload.umin.ac.jp/cgi-open-bin/ctr/ctr.cgi?function=brows&action=brows&recptno=R000034630&type=summary&language=J]
3) 村田美穂：新しい抗パーキンソン病薬ゾニサミドの発見. 臨床神経. 2010；50(2)：67-73. [https://www.neurology-jp.org/Journal/public_pdf/050020067.pdf]
4) 柏原健一：トレリーフ. 脳21. 2016；19(4)：74-7.
5) 高橋一司：【内科が使う自己注射薬】神経疾患の自己注射薬　Parkinson病のアポモルヒネ自己注射によるレスキュー療法. 診断と治療. 2015；103(9)：71-5.
6) 山本達也, 他：パーキンソン病のVisual View. パーキンソン病におけるジスキネジア発症のメカニズム. Fronti Parkinson Dis. 2012；5(3)：150-6.
7) Fabbrini G, et al：Levodopa-induced dyskinesias. Mov Disord. 2007；22(10)：13-89.

8) Albanese A, et al：Phenomenology and classification of dystonia：a consensus update. Mov Disord. 2013；28(7)：863-73.
9) 坂本　崇：ジストニアの診断と治療. 日本医事新報. 2012；4618：76-82.
10) 菊地誠志：Parkinson病の運動症状と精神症状. 神経治療. 2017；34(3)：195-8.
11) 永山　寛：パーキンソン病の気分障害. 日医大医会誌. 2016；12(3)：78-85.
12) 岡田和悟, 他：高齢者の精神疾患 アパシー. 日本臨牀. 2018；76(S7)：70-5.
13) Robert P, et al：Proposed diagnostic criteria for apathy in Alzheimer's disease and other neuropsychiatric disorders. Eur Psychiatry. 2009；24(2)：98-104.
14) Martínez-Martín P, et al：Parkinson disease：Depression and anxiety in Parkinson disease. Nat Rev Neurol. 2010；6(5)：243-5.
15) McKeith IG, et al：Diagnosis and management of dementia with Lewy bodies：Fourth consensus report of the DLB Consortium. Neurology. 2017；89(1)：88-100.
16) 日本神経学会, 監：認知症診療ガイドライン2017. CQ7-1, 2017, p237.
17) 長濱康弘：レビー小体型認知症 BPSDのメカニズム. 老年期認知症研究会誌. 2012；19(2)：41-3.
18) LBDA(Lewy Body Dementia Association)ホームページ.
[https://www.lbda.org/sites/default/files/treatment.pdf]
19) 柏原健一：【パーキンソン病と類縁疾患　実地医家がぜひ知っておきたい症状とテーラーメイド治療法】行動障害の治療の実際. Med Pract. 2013；30(1)：125-8.
20) 林　岳宏, 他：ドパミン調節異常症候群. 分子精神医学. 2013；13(3)：30-4.
21) 斎木英資：【進化するパーキンソン病診療】進化するパーキンソン病治療　トータルケアを目指して　ドパミン調節異常症候群・強迫性障害の理解と対策. Prog Med. 2014；34(2)：285-8.
22) 川上忠孝：ゼロから始めるパーキンソン病診療. 文光堂, 2016, p99.
23) 深谷　親, 他：脳深部刺激療法の適応と術後調整管理　Parkinson病を中心に. 神経治療. 2014；31(2)：112-5.
24) デュオドーパ製品情報A-CONNECT.
[https://a-connect.abbvie.co.jp/products/duodopa/about.html]
25) 向井洋平, 他：Lドパ持続経腸療法(Levodopa-carbidopa continuous infusion gel therapy)の初期導入時における合併症とトラブルシューティングの単施設における報告. 臨床神経. 2019；59(4)：177-84.
[https://www.neurology-jp.org/Journal/public_pdf/059040177.pdf]
26) 市川　忠：【Parkinson病の診断と治療update】Parkinson病のリハビリテーション療法. 神経内科. 2018；89(3)：257-62.
27) 古澤嘉彦, 他：【パーキンソン病と類縁疾患　実地医家がぜひ知っておきたい症状とテーラーメイド治療法】トピックス　パーキンソン病と姿勢異常. Med Pract. 2013；30(1)：109-11.
28) 藤本健一, 他：パーキンソン病の姿勢異常に対する傍脊柱筋トレーニングの効果. 脳21. 2010；13(3)：348.

5章

高度進行期パーキンソン病の治療

5章

高度進行期パーキンソン病の治療

1. パーキンソン病と認知症

　James Parkinsonの著書『AN ESSAY ON THE SHAKING PALSY』においても，"パーキンソン病（PD）では認知症を伴わない"と記載されていたことはよく知られている。筆者が大学で教わった時にも，PDでは認知機能の低下は認めないと言われていたが，当時はPD患者の寿命は一般よりも短いと考えられていた。明確な統計資料があるわけではないようだが，大雑把に，発症から10年経てば1/3は自分でなんとか歩けるが，1/3は介助を必要とし，1/3は寝たきり状態（もしくは亡くなってしまう），と言われていた。これは，治療薬がL-ドパ製剤と抗コリン薬やアマンタジン，またアゴニストでは1979年発売のブロモクリプチン（パーロデル®）程度しかない時代の話であり，治療薬などの進歩によりこの三十数年間でPDの生命予後は確実に延びてきていると言える。発症後二十数年経っても，ウェアリングオフなどの運動症状はあるものの自力で歩いて外来通院している人を，読者の皆さんも経験しておられることであろう。

　しかしながら，生命予後・機能予後の改善・延長が認められ，平均寿命が一般の人と比べて遜色なくなってくると，運動系合併症はもとより，新たな問題点として認知症を呈する症例が多くなることがわかってきた。新

ガイドラインにもあるように，発症後20年経つと80％に認知症を伴うパーキンソン病（Parkinson's disease with dementia：PDD）を認めるようになるとも言われている。早期から認知症や幻覚妄想などの精神症状を認めるLewy小体型認知症（dementia with Lewy body disease：DLB）とはまた別に，PDは時間経過とともに相当高率に認知症を合併してくることを前提として，治療方針を組み立ててゆく宿命を背負っているのである。

進行期のPD治療を考える場合，運動系合併症と認知機能低下・認知症出現は切っても切り離せない重要な問題である。Lewy小体病と認知症という観点から，まずDLBとPDDについて解説を加えたい。

1）DLBとPDD

4章で述べたように，Lewy病理を持つ疾患にはDLB（診断基準は102頁，表4参照）とPDの2つがある。DLBとPDDの違いは"1 year rule"と呼ばれるように，パーキンソニズム発症前もしくは発症後1年以内に認知症が出現した場合をDLB，パーキンソニズム発症1年後以降に認知症が出現したものをPDDと称しているが，この2つの間に本質的な違いはないとされており，両者を総称してLewy小体病と呼んでいる。

では，パーキンソニズム発症と認知症発症の期間以外に，DLBとPDDの間に何か違いがあるのだろうか？　少々乱暴な言い方をすれば，**治療前から幻覚妄想などの精神症状が目立つものがDLB，当初は運動症状（パーキンソニズム）が主体で，治療経過とともにしだいに認知機能低下や幻覚妄想などの精神症状が明らかになってくるものがPDDと言えるだろう**。定義上はパーキンソニズム発症後1年以上してからの認知症発症がPDDになるが，日常診療でよくみるPDDとは，治療開始後10年近く経過してからの

ことが多いように思われる。発症から認知症を呈するまでの期間は，発症年齢が高いと短縮する傾向があるとする報告も認められる[1]。別の報告[2]では，若年発症群のほうが認知機能低下に至るまでの期間が長いとも言われており，たとえば40歳代でPD発症，その後緩やかに進行して60〜70歳代でPD→PDDへ，というケースも認めうる。

　Lewy小体病としてのPDDやDLBに認められる幻覚妄想などについては，治療も含めて4章で解説しているが，ここではDLBについて基礎的な事項をもう少し解説しておきたい。

　まず，DLBの病理学的分類であるが，McKeith[3]らは，DLBの病理（＝Lewy小体病理）分布により以下の5つに分類している。

　①新皮質型：diffuse neocortical
　②辺縁[移行]型：limbic [transitional]
　③脳幹型：brainstem predominant
　④扁桃体優位型：amygdala predominant
　⑤嗅球限局型：olfactory bulb only

　この中では，④扁桃体優位型と，⑤嗅球限局型の2つはDLBの可能性が低いとしているが，将来的には発症前（prodromal）診断に有用となるかもしれないとしている。扁桃体優位型では抑うつ症状が，嗅球限局型では嗅覚障害が症状として認められる可能性があると思われる。

　McKeithのほかの論文[4]や藤城ら[5]によると，DLBでの臨床症状発症前の段階であるprodromal DLB，もしくはpre-dementia DLBの症状としては，

　①軽度認知障害発症型（DLB-MCI onset）
　②せん妄発症型（DLB-delirium onset）
　③精神症状発症型（DLB-psychiatric onset）

が想定される。以下に詳しく述べる。

①軽度認知障害発症型（DLB-MCI）

この特徴は，non-amnesticと言われるようにしばしば記銘力低下ではなく，早期からの視空間の認識障害や注意障害が目立つとされる点である。認知症の代表疾患であるアルツハイマー病（Alzheimer's disease：AD）の前段階はamnestic MCIであるが，MCIの中からADに移行するもの（AD-converter）は年間約2割程度とされ，一部には改善する症例もあることが知られている。一方，DLB-MCIでは，DLBへconvertする割合がAD-converter群よりも高頻度であるとも言われている。amnestic MCIのように記銘力低下が目立つことはないが，空間認知やMMSEでの重なった五角形，立方体の模写などが早期からできなくなってくることが知られている。そのほか，長濱[6]によると，時計描画テスト（CDT）を行うと，ADではCDT障害が模写で改善するのに対し，DLBでは模写でも改善しないとされており，AD-MCIとDLB-MCIの間には，特に空間認知などについて質的な差があることが想像される。

②せん妄発症型（DLB-delirium）

ADでは7％程度にしか認められないせん妄が，DLBでは25％まで認められるとされ，このせん妄は認知症発症の数カ月〜数年前から認めるとも言われている。また，Sunwooら[7]による報告では，術後せん妄（＋）群では胃癌摘出後の手術標本でリン酸化α-synuclein陽性が43.8％（7/16），正常α-synuclein陽性は56.3％（9/16）だったのに対し，術後せん妄（−）群ではリン酸化α-synuclein陽性は6.3％（1/16），正常α-synuclein陽性は12.5％（2/16）と低かったとしている。α-synucleinを主な構成成分とするLewy小体とせん妄との関連を裏付けるものとも言えるのかもしれない。

③精神症状発症型（DLB-psychiatric）

DLB/PDDに対する，Galvinらによる介護者への調査[8]では，初期診断はPDその他の運動疾患が39％，ADもしくはほかの認知症が36％，精神疾患が24％であったとしている。藤城ら[5]によると，初期からDLBと診断される群はむしろ少数であり，初期には双極性障害，妄想性障害，疼痛性障害など多彩な診断名がつけられているとし，精神疾患とみなされている症例が少なからず存在することを示唆する。抑うつを病初期に呈する症例も少なくないと考えられており，高齢発症のうつ病との関係を支持する報告もあるようである。ただし，高齢者におけるうつ病は，DLB（もしくはPD）だけでなくADとの関係も十分考えられ，うつ状態の存在のみでDLBを疑えるわけではないので，そのほかの症候にも十分留意する必要があるだろう。

◎

このような症状スペクトラムの違いにより，**DLBという疾患は見方が変わると別疾患のように受け取られている可能性が非常に大きいと言える**。初診医が精神科であれば，幻覚妄想など独特の精神症状に着目されるが，神経内科を初診した場合は軽微であっても運動症状であるパーキンソニズムに目が行きがちになるのかもしれない。DLBという疾患の診断の際には，このような評価者（医師の専門性の違い）によるバイアスにも注目する必要があるだろう。

2) PDDとDLBには違いがあるか？

「PDDとDLBの認知機能障害には明らかな差違はない」と言われている[9]が，PDDの前駆段階として，前述のDLB-MCIと同様に，PDにおいてもPD-MCI（PD with mild cognitive impairment）という状態があ

ることが知られている。認知機能のドメインとして，①注意・見当識，②遂行機能，③記憶，④言語，⑤視空間認知，の5つが存在するが，Movement Disorders SocietyのPDDの定義[10]では，言語以外の2つ以上のドメインに障害を伴うものをprobable PDDとしている。単一の認知機能ドメインのみの異常はPD-MCI single domainと呼ばれ，PDDと同様に2つ以上のドメインの異常をきたすものをPD-MCI multiple domainと呼称し，これがprobable PDDに該当する。これらのドメインを網羅し，PDでの認知機能検査を行うにはMoCA-J（Montreal Cognitive Assessment日本語版）が使いやすいとされている（図1）[11]。認知症診断で繁用されるMMSE（Mini-Mental State Examination）は，視空間認知機能の評価が少なく，遂行機能の評価も検査できない点がPDDに対しては適当ではないとされている。CDTは遂行機能検査に該当すると考えられ，PD-MCI等も含めてのスクリーニング検査として，MMSEのほかにCDTを同時に行うことはある程度参考になると思われる。

　PDDの危険因子は，Emre[12]によれば，高齢や運動症状の重症度，当初からの認知機能低下としている。特に運動症状については，姿勢の不安定・歩行障害postural instability gait disorder（PIGD）を呈する群で認知障害を伴う頻度が高いとも言われており，イメージとしては「高齢発症で，歩行障害が強く易転倒性もあり，物忘れもちょっと認めている」というPD患者では，近い将来に認知症（PDD）が顕在化する可能性が高いかもしれない，と認識することが重要であろう。

3）DLB／PDDが進行してきた時

　PDDであれDLBであれ，症状の経過とともに認知機能がしだいに低下してくることを完全にくいとめることは残念ながら不可能である。しか

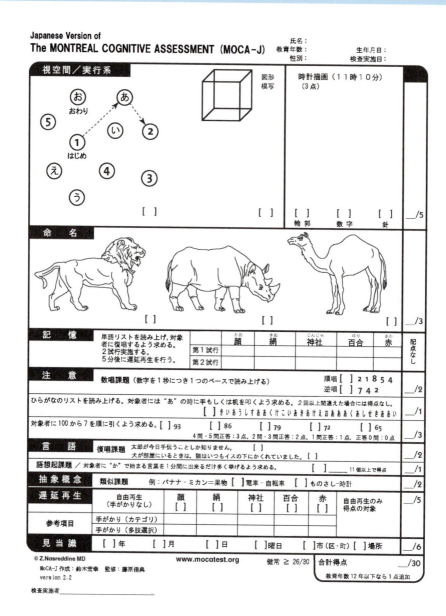

図1 ▶ MoCA-J (Japanese version of MoCA)

(文献11より転載)

しながら，悪化要因はいくつか知られているので，それらを避けることでDLB/PDDでの様々な認知症状をある程度回避することができるかもしれない。ここではそれらの点について検討したい。

①PDDの注意点

　PDDは症状の進行とともに認知機能低下も顕在化してくるため，進行期に至ったPDDではL-ドパ製剤以外の抗パ剤が必然的に複数種類投与されているであろう。当初は幻覚を認めない量・種類の薬剤投与であっても，時間経過・認知機能低下とともに幻覚妄想などの精神症状が起こりやすくなってしまう。抗コリン薬やアマンタジン，アゴニストやセレギリン等は幻覚などの精神症状を非常に起こしやすく，**特に抗コリン薬は全身への副作用なども多数あるため，特に高齢発症のPDでは禁忌と考えるべきである**。若年発症で当初から抗コリン薬が投与されていたPD患者では，患者の高齢化とともに抗コリン薬による副作用が出現してくる恐れが大きいため，ある程度の年齢になれば減量〜中止を考慮すべきだろう。アマンタジンは抗パ剤によるジスキネジアに対して投与されることがあるが，精神症状も起こしやすいため効果と副作用は十分検討した上での投与が望まれる。

　PD発症後からhoneymoon period（蜜月期）を過ぎるあたりまでは運動症状が比較的コントロールできていても，認知機能が低下してくる頃にはウェアリングオフやオン/オフなど様々の運動系合併症が既に認められるようになっていることがかなりの割合でみられる。そのような状況に認知機能低下が加わることで，さらにADLが低下し，QOLにも大きな影響を及ぼしてくると予想される。Kempsterらの報告[2]によれば，PDの経過中の"milestones（道標）"として，①頻回の転倒，②幻視，③認知症，④在宅介護の4つを挙げている。これによると，発症時の年齢が若い

ほど罹病期間が長くなるとされているが，どの年代であっても，これらのmilestonesから死亡までの期間には大きな差はないと報告されている。高齢発症のPDの場合には発症後から認知症，そして死亡に至るまでの期間が一般に短いと考えられるため，早期から認知症などに対する対応を想定しておく必要があるだろう。

②幻覚妄想などの精神症状における対応

　DLBとPDDの最も大きな違いとしては，DLBにおける幻覚妄想などの精神症状は，抗パ剤の副作用というよりも，基本的には薬剤を投与する前（つまり初診時～治療前など）から認められることである。4章で述べたように，「繰り返し出現する幻視」はDLBの中核的症状とされ，「幻視以外の幻覚」は支持的特徴とされるが，これらの幻覚が非薬剤性でなければならないとの記載はない。支持的特徴には「抗精神病薬に対する過敏性」が入っており，抗精神病薬投与でその鎮静効果などが過剰に発現してしまうことがしばしばある。DLBでは抗精神病薬のみならず抗パ剤投与に対しても過敏な反応を認めることが知られており，通常のPDよりも幻覚妄想等の精神症状の副作用が非常に出やすくなっているのである。この薬剤過敏性のため，幻覚などの精神症状の出現時に不用意に抗精神病薬を用いると，過鎮静など効き過ぎてしまう可能性が高いので十分注意しなければならない。

　DLB/PDDのいずれも，幻覚妄想のために大騒ぎしてしまい，介護者も疲弊する状況に陥ってしまうと，幻覚妄想軽減の目的で抗パ剤を減量・中止せざるをえない状況もありうる。逆に言えば，幻覚妄想などの精神症状がなければ，認知機能低下のみを理由に抗パ剤を減量・中止することは必ずしも必要ないと考える。

　幻覚妄想の訴えを認めても，認知機能低下がごく軽微で，患者自身が幻

覚妄想を投与薬剤の影響であり実際にはないものと理解しており，大騒ぎしなければ，運動症状の悪化の可能性が大きい抗パ剤の減量・中止は必須ではないだろう。特にPDDの場合には，運動症状の悪化のために複数の抗パ剤が比較的多量に投与されている状況で認知症が顕在化してくることが多いと思われる。精神症状の原因である抗パ剤も1種類とは限らないが，**精神症状発症時にはまず最後に追加・増量した薬剤を減量・中止してみることである**。それでも落ちつかなければ，抗パ剤を順番に減量・中止する（**64頁，図2参照**）。抗パ剤の減量・中止はADL低下に直接結びついてくるため，精神症状の軽減とADLの悪化を天秤にかけ，患者・介護者・医療側が納得できる妥協点を見出すことが必要である。

③DLBの注意点

　内海らの総説[13]によれば，DLBの平均死亡年齢は68.4〜92歳，平均罹病期間は3.3〜7.3年と報告により差があるものの，平均罹病期間はADよりも短いとされ，生命予後はADより不良であると言わざるをえない。また，薬剤過敏性などの問題により，少量の抗パ剤投与でも明確な幻覚を呈することがしばしばあり，実質的にDLBに対して比較的安心して投与できる薬剤というのは，ほぼL-ドパ製剤のみであるが，運動症状のコントロールのために十分な量を投与することがやや困難であるとも言える。内海らも，L-ドパに対する反応性はPDに比べて劣るという報告を紹介しており，同じLewy小体病であっても，進行期のDLBではPDと同様の運動症状のコントロールがより困難であるとも考えられる。

　Armstrongら[14]によるDLB患者の介護者らへの調査によると，死亡原因は①老衰（failure to thrive）65％，②肺炎・嚥下障害23％，③その他（肺炎以外の感染症，心疾患，脳卒中等）の内科的疾患19％，④転倒10％，とされている。この報告では，老衰の中に経管栄養の意図的な中止

などが含まれるかどうかは不明であるが，裏返せばDLBでは症状進行とともに嚥下障害も進行して，食事も摂れない状態に陥りやすいと考えることもできる。

　前述のように，PDでは年齢により平均余命に開きはあるものの，一般の平均寿命にほぼ近く天寿を全うすることができると考えられるが，一方でDLBの全経過は，PDと比較するとかなり短い可能性がある。認知症性疾患の中で比較しても，ADよりもDLBのほうがさらに生命予後は短いと考えられるため，**DLBと診断した場合にはPDよりもその終末期についてよりシビアに考える必要があるだろう。**

2. 進行期の治療方針

1) 認知症が顕在化してきた際の薬物治療

　DLB/PDDのどちらであっても，症状が進行してくれば，その症状として幻覚妄想等の精神症状や，記銘力や見当識などのいわゆる認知機能低下の双方が想定できるだろう．これらの症状について少し考えたい．

①認知機能低下

　認知機能低下については，4章にも記載したように，パーキンソニズム＋認知症という組み合わせがすべてLewy小体病理のみが原因で起きるわけではなく，異なる神経変性疾患がしばしば重複して認められることもよく知られている．病理解剖の頻度が高くないわが国において，最終的に病理診断を確定することはかなり困難な面もあるのだが，症状の特徴などから考えると，PDにADを合併したと考えられる症例も当然存在する．

　病理的な検索を行った藤井らの報告[15]では，PD等の神経変性疾患はタウオパチーやAD病理を合併しやすいとしており，PDの9例中にAD病理を伴うものが4例，DLBの4例中にAD病理を伴うものが1例あり，そのような症例では通常のADよりもかなり発症年齢が低いとしている．Irwinらによる報告[16]でも，PD全体の28.6％に十分なAD病理を認め，そのうち89.5％で認知機能低下を認めたとしており，**PD＋AD病理はむしろ比較的頻度が高いと考えたほうがよいのかもしれない．**

　ADの認知機能低下の主体は中枢神経系におけるアセチルコリン系ニューロンの障害とされており，そのため抗コリンエステラーゼ阻害薬であるドネペジルやリバスチグミン，ガランタミンが適応となっているが，

このアセチルコリン系ニューロンの障害はDLBのほうがADよりも顕著であるとされ，このことがDLBの覚醒度や注意力の障害に関与しているとも言われている。ドネペジルに代表されるコリンエステラーゼ阻害薬がDLBに対して適応があることも当然と言えるかもしれない。

② ドネペジル

　4章でも少し触れたが，わが国ではDLBに保険適用のある薬剤はドネペジルのみである。DLBに対して保険適用を有していたのはドネペジルの中でもアリセプト®のみであったが，つい最近（2019年3月）ジェネリック各社から販売されているドネペジルに関してもDLBに対する保険適用が追加となったことは記憶に新しい。「PDに認知症を伴えば，それがADでもLewyでも，結局使う薬は同じドネペジルだからどちらでもかまわないだろう」と考えるのは，認知症に対する対応としてはある意味間違いではないかもしれない。ADとDLBの2疾患で認知症の中の60〜70％を占めることを考えると，ドネペジルを出しておけば「外れは少ない」とも言えよう。

　しかしながら，認知症の原因疾患はADやDLBだけではなく，血管性認知症（VaD）やFTLDなど他にも様々なものがあり，認知症の中核症状やBPSD等から考えてAD以外の疾患が認知機能低下の原因と思われる場合には，薬物療法が画一的にならないように工夫すべきだろうと思われる。DLB/PDDにADを合併していると判断し，抑うつ状態や記銘力低下などが目立つ症例であれば，ドネペジルを使うことは当然考えられるだろう。しかし，稀ではあるがドネペジル投与の副作用として歩行障害等のパーキンソニズムの悪化が起こることもありうるため，**DLB/PDDの場合には漫然と投与することなく運動症状の悪化にも注意しなければならない。**

　ドネペジル投与による注意障害の改善がDLBでの意識レベル変動の改

善に繋がり，結果的に幻覚などが減少してくるとも思われるが，森[17]によれば，ドネペジルで有意に改善するDLBの症状は注意障害や視覚認知障害であり，精神症状に対してはドネペジルの効果はまだ確立されていないとされる。Lewy小体型認知症の提唱者である小阪[18]によれば，海外の報告などではリバスチグミンやガランタミンなどの抗コリンエステラーゼ阻害薬や，メマンチンでもDLB/PDDに対する効果がみられたとしているが，わが国ではドネペジル以外の薬剤はDLBに対する保険適用がないので投与時には保険病名に注意する必要がある。

ちなみに，認知症のため服薬や摂食拒否等のある患者では，リバスチグミンを用いることは実臨床の場でしばしば行われている。

③非定型抗精神病薬

DLBの精神症状に対して，前述の小阪[18]によれば，非定型抗精神病薬であるクエチアピン（セロクエル®）が推奨されるとしているが，クエチアピンは糖尿病があると禁忌のため，ペロスピロン（ルーラン®）も推奨されている。同じ報告では，アリピプラゾール（エビリファイ®）も副作用が少ないのでDLBには使用しやすいとしているが，**アリピプラゾールも糖尿病合併例では注意が必要であることを忘れてはいけない。DLB/PDDのパーキンソニズムには，ハロペリドールなどの定型抗精神病薬では悪化する可能性が高いため使用は避ける。**

そもそもDLBの場合には抗精神病薬に対する過敏性が問題となるため，たとえ非定型抗精神病薬であっても，効果と副作用を確認しながら少量ずつ投与しなければならない。非定型抗精神病薬の中では，リスペリドンはパーキンソニズム悪化が他の薬剤より比較的起こりやすいとされるが，1回投与量を少量にし，長期投与せずに頓用として注意深く投与することでDLB/PDDの精神症状に対しても投与可能と考える。ただし，米

国食品医薬品局(FDA)からは，薬剤の種類にかかわらず「高齢認知症患者への抗精神病薬投与により死亡率が1.6～1.7倍高くなる」とされており[19]，**非定型抗精神病薬であっても副作用などには十分留意することが必要で，基本的に適用外使用であることを忘れてはいけない。**種々の神経疾患〔脳血管障害，PD，多系統萎縮症(multiple system atrophy：MSA)，ALS，脊髄小脳変性症，重症筋無力症等〕において，嚥下障害の原因となる薬剤は，多い順に，①リスペリドン，②ハロペリドール，③クエチアピン，④チアプリド，⑤アルプラゾラム，⑥ジアゼパムであり，特にリスペリドンの件数が多かったとする報告[20]もある。**定型抗精神病薬だけでなく，非定型抗精神病薬でも嚥下障害の発症に留意する。**

④幻覚妄想における対応

DLB/PDDでは，「(既に亡くなっている家族が) さっき来た」，「掛けてある服が人に見える」，「知らない親子連れがそこでご飯を食べている」など，幻覚妄想を訴えることがしばしばある。幻覚などは薄暗い時に起きたり，何も存在しないところに見えることもあれば，何かものが置いてある時や，ハンガーで壁際に掛けてあるコートが人に見えたりすることも多い。壁のシミや壁紙の模様，壁に挿してある画鋲が虫に見えるなど，錯視(誤認)に近いものもしばしばみられる。このような時には以下のような対応で幻覚が消失することも知られている。

　①錯視(誤認)の原因となるものを取り除く
　②夜トイレに起きた時などは，部屋や廊下をしっかり明るくする
　③見えているものに触ろうと手を伸ばさせてみる

このような行動で速やかに幻覚等が消失する，あるいは幻覚であることを自覚していて恐怖を訴えることもない時などは，特にPDDの場合，薬剤減量は運動症状の悪化をもたらす可能性が高いため，抗パ剤の減量をせ

ずにそのまま経過をみることもある。抑肝散は幻視や妄想などのBPSDに効果があるとされており，抗精神病薬投与が躊躇される場合には試す価値があるだろう。また，抗精神病薬を使うほどひどくはないが夜になると落ちつかなくなる，少し幻覚もあり不眠を訴える，うつ状態もある，というような場合には，DLB/PDDのどちらにも四環系抗うつ薬のミアンセリン（テトラミド®）を用いることがある。ミアンセリンはパーキンソニズムを悪化させないとされており，比較的安全に使用できる。

　DLB/PDDのいずれも，高度進行期になりほぼ寝たきり状態となっていても，幻覚妄想の訴えがずっと続いているときは，患者が幻覚に驚いて歩き出すことはないだろうが，幻覚妄想に対して介護者に繰り返し訴えることも多いだろう。聞き流すことができる介護者はよいが，「いつも訳のわからないことを聞かされるのは辛い，なんとかしてほしい」というように，精神的苦痛であると訴える介護者も当然いるだろう。患者に向かって「そんなものいるわけないでしょ！」と答えると，患者もむきになり訴えがさらに増えることになりかねない。そのような場合には抗パ剤を相当減らす（すべてゼロにするのは危険）ことも当然考慮すべきであるし，場合によっては副作用出現に十分注意しながら，非定型抗精神病薬をしばらく継続的に使用することもあるだろう。

2）運動症状が悪化してきた時──リハビリ，その他の対応

　PDだけでなくパーキンソニズムが比較的軽いと言われるDLBでも，長年の経過でパーキンソニズムがしだいに悪化してくることは当然ありうる。最近では，作用機序や効果持続時間などの違いにより様々な抗パ剤が増えてきたとはいえ，認知症の有無にかかわらず，経過とともに運動症状が少しずつ悪化することからはどうしても逃れられない。幻覚妄想などの

精神症状がなければ，投与している抗パ剤の増量や種類の追加などは当然考慮するべきだが，抗パ剤の投与量はいずれも至適量や最大投与量があり，「効果が出るまでどんどん増量」というわけにはいかない。薬剤追加の結果としてそれまで認めなかった精神症状を惹起することも当然あり，薬剤投与量には限界が存在する。なお，保険適用上，L-ドパ製剤［ドパ脱炭酸酵素阻害薬（DCI配合剤）］の中で，L-ドパ/カルビドパ（メネシット®）100mg錠は1日当たり15錠まで，250mg錠は6錠まで，L-ドパ/ベンセラジド（イーシー・ドパール®）は1日当たり3〜6錠が維持量と添付文書には記載されている。これは，DCIであるカルビドパ・ベンセラジドの総量が1日当たり150mgまでになるように設定されているからであろう。恐らく，L-ドパ単剤よりもカルビドパ・ベンセラジドのほうが副作用の懸念が大きいためではないかと想像するが，検索しても明確な回答は見いだせなかった。

　PDの治療については，薬剤投与ですべて解決するわけではない。新ガイドラインにもあるように，運動療法は薬物療法や手術療法と組み合わせることで運動症状の改善が期待されると言われている。中馬[21]によれば，PDのリハビリは画一的なものではなく，病期に応じて変更する必要があるとされる。この中で紹介されているアンケート調査によると，リハビリ開始のタイミングとしては，すくみ足など運動症状が悪化してきた時が多いとしているが，理想的には，**表1**[21, 22]のように，早期からHoehn-Yahr分類に応じた対応を実行すべきとされている。

①初期（Hoehn-Yahr分類1〜2度）

　初期には「自分で歩けるから・散歩しているからリハビリは要りません」という患者が多いが，PDでは抑うつ状態や意欲低下等のために身体的活動性も初期から少しずつ低下してきていると考えたほうがよい。症状が進

表1 ▶ パーキンソン病の病期に合わせた目標と治療介入

	Hoehn-Yahr分類1〜2.5度	Hoehn-Yahr分類2〜4度	Hoehn-Yahr分類5度
治療目標	●活動性低下予防 ●動作や転倒への不安予防 ●身体機能の維持向上	●転倒予防 ●コア領域の制限減少(移乗,姿勢,リーチと把持,バランス,歩行)	●生命機能維持 ●褥瘡予防 ●関節拘縮予防
治療介入	●活動的なライフスタイルの奨励 ●身体機能向上,活動性低下予防のための情報提供 ●バランス,筋力,関節可動域,有酸素容量を改善する積極的訓練 ●配偶者,介助者への指導	●自宅での動作を含んだ機能課題運動 ●認知運動戦略 ●cue(キュー)を取り入れた戦略 ●複数課題を同時に処理するための情報提供	●ベッド,車椅子での姿勢調整 ●関節拘縮と褥瘡予防のための情報提供

(文献21,22を元に作成)

行してからのリハビリは開始が難しくなっていることも多く,早期から身体機能の維持・向上をめざしてリハビリを開始することが望ましいだろう。中期になってくると,バランスの悪化やすくみ足が起こるようになり,転倒することもしだいに増えてくる。転倒により,頭部外傷や脊椎圧迫骨折,大腿骨頸部骨折などを発症するとそれ自体がADL低下の原因となるため,**予防策としてのリハビリも重要となる。**この時期に顕在化してくる姿勢異常については,ジストニアや局所性ミオパシー,空間認知機能障害など様々な原因が想定されているが,特に最近では抗パ剤の影響も報告されている[23]。この姿勢異常に対しては抗パ剤の変更のほか,傍脊柱筋を鍛えることも役立つとされている[24]。

　すくみ足などによる歩行障害に対しては,**4章**にも記載したように,視覚や聴覚によるcue(キュー:外界刺激の合図)を積極的に取り入れることも,リハビリの効果を高めるために重要である。マイペースでのんびりと歩くことも運動のきっかけ作りには必要ではあるが,さらに積極的なリズムに合わせた歩行練習のほうがすくみ足や歩行速度,バランス等の点で

改善がみられ，一定以上の運動負荷で治療効果がある可能性がある[20]ともされる。高度進行期にまだ至っていないPD患者には，筆者も「薬をきちんと飲んでも，寝ているだけで動かなければよくならない。転ばないよう気をつけて，動ける時に体をしっかり動かしましょう」と口を酸っぱくして言うようにしている。患者から煙たがられていると感じることはあるが，患者のためには少々嫌われ者になるのも仕方ないと思うようにしている。

②中期（Hoehn-Yahr分類3～4度）

　PDの全経過から考えると，Hoehn-Yahr分類3～4度程度がだいたい中期に相当すると考えられる。Hoehn-Yahr分類3度は姿勢反射障害（pulsion test陽性）が出現する時期であり，Hoehn-Yahr分類4度では介助なしでは歩行が困難となる時期とされ，運動症状が相当目立つようになる時期である。この時期で一番厄介なのは，ウェアリングオフもしくはオン／オフのために調子がよい時と悪い時の症状の振れ幅が大きいことだろう。オンのときにはHoehn-Yahr分類3度程度で独歩もできているのに，オフになると介助がないと歩けない，もしくはほぼ寝たきり状態（Hoehn-Yahr分類5度）になってしまう状況も少なからず認められる。**症状に変動がある時は，リハビリなどもその時の状況に応じて，臨機応変に対応できるように工夫する必要があるだろう。**オンでは歩行練習やバランスの取り方を中心にactiveな訓練を行い，リハビリのタイミングにオフとなった場合は，関節可動域訓練や筋力増強訓練などのpassiveな訓練を中心に行うのがよいだろう。

③高度進行期（Hoehn-Yahr分類5度）

　高度進行期（Hoehn-Yahr分類5度）になると，かなりのPD患者で経口摂取が困難になっていると思われるが，実はPDの嚥下障害はHoehn-

Yahr分類にあまり関係なく，Hoehn-Yahr分類2度以上では軽度の嚥下障害が存在するとされる[25]ため，自覚的・他覚的な嚥下障害を認めれば，**嚥下障害も見据えての薬剤調整や嚥下機能評価，リハビリの実施などを検討する必要がある。**嚥下は5期に分類（表2）[20]されるが，平野[25]はPDでは5期のすべてが様々な程度で障害されるともしている。

　抗パ剤の中で，アゴニストであるロチゴチンは唯一パッチ剤（海外では経口薬だが）であるため，経口摂取不能の時にも投与が容易であり，経口アゴニスト等を使用していたが嚥下できなくなった場合にはロチゴチンパッチに切り替えることで対応可能である。平野の報告[25]では，プラミペキソールやロピニロールはD1受容体に対する結合能がないが，ロチゴチンはD1受容体結合能もある点がPDでの嚥下機能改善に関与している可能性を挙げている。このことが，PDで嚥下障害を呈した患者にロチゴチンを用いる薬理学的裏付けになるかもしれない。ただしそのような場合でも，「この患者ははたしてどれだけの抗パ剤投与を必要としているのか？」を常に念頭に置き，不要（過剰）な薬剤投与を避けるように調整する必要がある。

表2 ▶ 正常な嚥下の流れ

PDでは，以下の5期のすべてが影響を受ける
　①先行期：飲食物を認識して口に運ぶ
　　手の動きで直接的に影響を受ける
　②口腔準備期：咀嚼など
　③口腔期：舌の運動で食塊を咽頭へ送る
　④咽頭期：誤嚥に直接関与する
　　②〜④までは横紋筋の作用，連続的反射による無意識な動き
　⑤食道期：自律神経支配

（文献20より引用）

高度進行期だけでなく，外科手術なども含めて経口摂取が一時的に不能となる場合は，**抗パ剤をL-ドパ単剤（ドパストン®）の注射薬に変更して投与することでドパミン受容体を刺激し続け，薬効が途切れないようにする。**これは急激な抗パ剤の中断・減量により起こりうる悪性症候群（malignant syndrome）を予防するためである。一見，寝たきり状態で抗パ剤の効果も既にないと思われる患者であっても，抗パ剤投与で嚥下機能等の必要最小限の身体機能が維持できている可能性もあるため，薬剤効果を考慮することなく一律に中止することは避けたほうがよいだろう。

　新ガイドラインでは「抗パーキンソン病薬の経口摂取困難な状況では，内服薬にかわるL-ドパ注射薬を十分量投与することを勧める」とされているが，L-ドパ注射薬の至適用量については明瞭な規定は決まっておらず，各々が経験に基づいて投与しているのが実情である。一般には，L-ドパ換算用量相当量（levodopa equivalent daily dose：LEDD）を厳密に合わせる必要はないと考えられており，筆者のやり方としては，**たとえばL-ドパ製剤（合剤）を400〜500mg程度服用している患者では，ドパストン®50mg＋生食100mL点滴を1日3〜4回程度行うよう指示している。**ただし，慢性的な経口摂取困難例である施設入所中の患者では延々と点滴静注を繰り返すことは事実上不可能であり，このような場合には経管栄養の施行とともに，内服薬を経管から注入すること（簡易懸濁法）も行われている。

　高度進行期になると介助なしでは車椅子やベッド上での生活を強いられるようになっており，この時期では積極的なリハビリよりもむしろ，褥瘡予防や関節拘縮予防など，生命機能維持や介護負担の軽減を主眼としたリハビリが必要とされるようになってくる。拘縮が進行すると更衣や入浴介助などの介護面においても重大な支障となってしまう。また，嚥下機能低下に対してはたとえ経管栄養を施行していても，可能な範囲でのリハビ

リとしての摂食・嚥下機能訓練も継続したほうがよいと考えている。嚥下障害による内服中断は低下しつつあるADLをさらに急速に低下させることとなるし，食事が経口摂取できることは，人間としての尊厳を保つ点でも重要であると思われる。このように**高度進行期には，運動能力の改善やそれに伴うADLの改善よりもむしろ，介護負担の軽減や患者自身のQOLの改善を目的としてのリハビリを計画・実行することが重要となるだろう。**

3. パーキンソン病での公的支援制度・医介連携

　PDに限らず，いわゆる難病と呼ばれる疾患では，症状が進行するにつれて投与薬剤や治療などに対する経済的負担や，ADLがしだいに低下してきた時のリハビリ・介護等に対する負担などが大きな問題となってくる。特にPDでは，投与する薬剤に高価なものが多いため，症状の進行とともに経済的負担が重くのしかかってくることになる。薬価負担を下げる方法としては，後発品（ジェネリック）に置き換える方法もあるが，抗パ剤によっては後発品がないために高価な薬剤を使い続けなければならない状況もありうる。

　経済的負担に対する対応も含め，PDに対する公的支援制度として利用可能なものは，以下の5種類である。

> ①難病医療費助成制度（特定疾患）
> ②介護保険制度
> ③身体障害者福祉法
> ④障害者総合支援法
> ⑤成年後見制度

以降，これらについて簡単に解説を加える。

1) 難病医療費助成制度（特定疾患）

　前述の通り（**72頁**），PDでこの制度の対象となるのは，Hoehn-Yahr分類3度以上かつ生活機能障害度2度以上が条件となっている。ただし，非該当となる軽症（Hoehn-Yahr分類2度以上または生活機能障害度1度以下）でも，1カ月ごとの指定難病の医療費総額が33,330円を超える月

が年3回以上ある場合は，軽症高額該当として医療費補助の対象となるので，高価な薬剤を投与している場合は，投与日数などを調整するという方法もある。

　特定疾患の中にはDLBは含まれないため，Hoehn-Yahr分類3度以上かつ生活機能障害度2度以上という条件に合致すれば，病名をPDとして申請することは可能だろうし，適切かどうかの判断は別として，DLBをPDとして申請しているケースも少なからずあると思われる。DLBで高価なアゴニストを使うことはやや考えにくいが，非ドパミン系であるゾニサミド（トレリーフ®）が最近DLBの運動症状に対して保険適用となっており，医療費負担などを考慮すれば，特定疾患の対象となるDLB患者もいるだろう。

2) 介護保険制度

　通常，65歳以上のみが対象と思われがちだが，65歳以上では原因疾患にかかわらず受給することが可能とされているのに対し，40～64歳（第2号被保険者）の場合でも，要支援/要介護状態が特定疾病に起因する場合には受給可能となる[26]。特定疾病は**表3**のような疾患が含まれており，パーキンソン症候群としての進行性核上性麻痺（progressive supranuclear palsy：PSP）や大脳皮質基底核変性症（corticobasal degeneration：CBD）〔大脳皮質基底核症候群（corticobasal syndrome：CBS）〕，多系統萎縮症（multiple system atrophy：MSA）は含まれるが，前述のようにDLBは含まれないので，特に64歳以下のDLB患者で介護保険制度を利用する必要がある場合は，「（認知症を伴う）PD」とするか，もしくは「初老期における認知症」として介護保険の申請を行うことになるだろう。地域による違いもあるだろうが，少なくとも筆者らの地域では認知症

表3 ▶ 特定疾病の16疾患

1. 癌（末期）
2. 関節リウマチ
3. 筋萎縮性側索硬化症（ALS）
4. 後縦靱帯骨化症（OPLL）
5. 骨折を伴う骨粗鬆症
6. 初老期における認知症
7. 進行性核上性麻痺（PSP），大脳皮質基底核変性症（CBD）およびパーキンソン病（PD）
8. 脊髄小脳変性症
9. 脊柱管狭窄症
10. 早老症
11. 多系統萎縮症（MSA）
12. 糖尿病性神経障害，糖尿病性腎症および糖尿病性網膜症
13. 脳血管疾患
14. 閉塞性動脈硬化症（ASO）
15. 慢性閉塞性肺疾患（COPD）
16. 両側の膝関節または股関節に著しい変形を伴う変形性関節症

（文献26より引用）

が主体だが自分で歩けたり，トイレに行けたりする状態では要介護度は低め（要支援1，2程度）になることが多いようであり，主治医意見書の記載に関しては認知機能低下やADLの低下など，介護面で困っていることについて具体的かつ詳細に記載する必要がある。

　PD等に限らず，認知症がある場合などは家族以外の他人との接触を好まず，介護保険利用などを勧めても拒否されてしまうこともたびたびある。筆者は患者家族などに対して「食わず嫌い」という言葉で説明している。「そんなところ，まだ歳でもないのに行きたくない」と拒否する患者でも，お試しとしてデイサービスなどに参加してもらうと，「けっこう楽しんで『また行きたい』と言っていた」，「会社に行っているつもりで『行ってきます』と行くようになった」など，受け入れてもらえるケースも少なからずみられるのである。

PD等では意欲低下等のためにやる気が起きないこともよくあるが，きっかけ作りは周囲が頑張って行う必要がある．介護保険で利用できることはデイサービス，デイケアだけではなく，様々な条件はあるがヘルパー訪問や訪問看護も可能であるため，現在の状況で，どのようなサービスや補助を行うのがこの患者にとって一番よいのか，ケアマネージャなどと熟考し，ケアプランを構築する姿勢が重要であろう．

3) 身体障害者福祉法

　身体障害者手帳の交付を受けると，自治体などにより多少の差違はあるが，様々なサービスを受けることが可能となる．一定の障害がある時には申請により身体障害者手帳の交付を受けることができるが，一般的には症状が固定して一定期間（重度の脳血管障害では3カ月，その他の肢体不自由では6カ月）経過しないと受理されない規定になっている．PDは「肢体不自由」にあたるため，この原則では「症状が固定して6カ月以上」経過しないと申請できないことになる．PDは緩徐とはいえ進行性疾患であるため，Hoehn-Yahr分類5度に至り，症状が固定し常時車椅子を用いる状態や，寝たきり状態になれば身体障害者手帳の申請も問題なくできるだろうが，ウェアリングオフやオン/オフ等で困るような時期には症状はかなりの振れ幅で変動する（オン時にはHoehn-Yahr分類2度だが，オフ時にはHoehn-Yahr分類4度である等）ことが常であるため，症状固定と判断することが困難になってしまう．

　筆者の経験として，受け持ちのPD患者で運動系合併症が目立ってきた時に身体障害者手帳を申請して受理されたことはあるが，記載に関しては細心の注意が必要である．身障者手帳の申請をする際には，症状を詳細に記載し，「これだけ動きの悪い（オフ）時があり，日常生活に支障のある不

随意運動も頻繁に出現して困っている」等と，症状を明確に記載しないと受理されにくいと考えたほうがよいだろう。その点では介護保険の主治医意見書よりも，よほど症状記載などについては注意しなければならない。

4) 障害者総合支援法

　この法律の目的は，障害児や障害者の自立生活援助や就労定着支援，居宅訪問型児童発達支援，保育所等訪問支援等が該当し，18歳以上だけでなく18歳未満の障害児なども含まれている。対象となるのは，身体障害者手帳を交付された者か，身体障害者手帳は交付されていないが，障害の程度が厚生労働大臣の定める程度である者とされており，介護保険の対象者は介護保険のほうが優先されることになっている。障害者総合支援法によるサービスは，自立支援給付と地域生活支援事業の2つに大別されている。

5) 成年後見制度

　成年後見制度は，任意後見制度と法定後見制度の2種類に大別される。任意後見制度は，「本人に十分な判断能力があるうちに，将来，判断能力が不十分な状態になった場合に備えて，あらかじめ自らが選んだ代理人（任意後見人）に，自分の生活，療養看護や財産管理に関する事務について代理権を与える契約（任意後見契約）を公証人の作成する公正証書で結んでおく[27]」こととされる。判断能力が低下した場合には，法定後見制度を利用することとなるが，これには対象となる人の状態により「後見（判断能力が欠けている）」，「保佐（判断能力が著しく不十分）」，「補助（判断能力が不十分）」の3つに分かれており，後見人の同意が必要な行為や後見人に与えられる代理権の範囲がそれぞれ分かれている。介護など，積極的な援助

というよりは，対象者（患者）の財産管理などの点で不利益を被らないように保護することが主な目的と言えるだろう。公的支援制度としては，以上の5つがPD等で利用できる制度になる。

次に，施設入所などの問題について考えてみたい。高度進行期になり家庭での介護が困難になれば，介護保険の利用でのデイサービスやショートステイ，あるいは施設入所などの問題も必ず表面化してくる。薬効の問題や，費用対効果などの問題により，それまで継続していた抗パ剤を整理することも状況によっては必要になってくる。そのようなPD症状コントロールが不良な状況となれば，それまでの抗パ剤などをそのまま継続することがはたして絶対的に必要なのか，との問題も必ず生じてくる。ADLの低下をまねくことなく，不要な薬剤を整理してゆくことを積極的に行う必要があるだろう。

6) 病診連携・医介連携

PDに限らず，高齢者や慢性疾患などのために日常生活に支障が出て介護を必要とする状態となることは，現在の日本では日常茶飯事であり，むしろ介護などをまったく必要としない高齢者を見出すことのほうが困難かもしれない。介護が必要＝すべての患者が施設入所ではないので，まずは前述の介護保険を申請し，種々のサービスを受けられるようにすることが必要だが，めざすべきところは，認知症施策推進総合戦略（新オレンジプラン）と同様に，「住み慣れた地域の良い環境で自分らしく暮らし続けるために必要としていることに的確に応えていく」ことではないだろうか。介護が必要＝施設入所ではなく，まずは生活の自立が図れるよう，できる範囲内で可能な生活援助を行うことが必要とされるだろう。中核病院などの医療機関だけでなく，地域のクリニック等とも連携をとることで，訪問

診療の実施や，感冒や発熱などの軽微な症状に対する診療を依頼するなど，病診連携・医介連携を密に行うことがこのような高齢・慢性疾患のケアおよびフォローについて重要と考える。

7) 特別養護老人ホームと介護老人保健施設

　様々な理由により，残念ながら在宅での生活を続けることが不可能となった場合は，療養生活の主体を施設に移すことで患者のQOLが保てるよう調整することが必要となってくる。PD等で療養を目的として入所する施設は，「特別養護老人ホーム（特養）」と「介護老人保健施設（老健）」の2つが主なものとして挙げられる[28]。

①特別養護老人ホーム

　特養は「常時介護が必要で在宅生活が困難な要介護者」を対象とし，老健よりも医療必要度の高い患者が入所することが必然的に多くなる。そのため入所までの待ち時間がかなり長期間にわたることもあり，待機中に症状の進行や合併症発症などの全身状態悪化のリスクも伴っている。ただし，特養入所中は医療保険を利用して外部医療機関を受診することも可能であり，その点では入所に際して高価な薬剤を必ずしも変更しなくてもよいので，薬剤変更に伴う症状の変化は問題にはならないかもしれない。

②介護老人保健施設

　一方，老健は「医療的ケアと生活サービスを提供し家庭復帰をめざす施設」とされているため，基本的には3カ月の入所後には継続の見直しが行われることになっているが，実際には自宅での生活は家庭事情から困難などの理由で，いったん退所して数日後には再入所という方法もとられてい

る。老健では医療保険は適用されず，いわゆる「丸め」となるため，薬剤支出が小さくなるよう入所前に薬剤を整理するように求められ，薬剤の変更を余儀なくされることもしばしばある。これは抗パ剤に限らず，最近であれば心原性脳塞栓再発予防のための直接経口抗凝固薬（direct oral anticoagulants：DOAC）や，抗癌剤なども同様のことが言える。本来ならば一定期間のリハビリ後，在宅復帰をめざす老健のほうこそ投与薬剤をむやみに変更しないほうがよいのではと考えるが，制度上の問題はいかんともしがたいところである。

◎

　PDの治療には，特に症状が進行するにつれて複数薬剤の組み合わせが必要と考えられており，実際にPDの良好なコントロールのために必須であることは間違いない。しかしながら，長期間にわたる外来診療が続いており，担当医も変更がないままだと，つい毎回電子カルテでDo処方を入力して終わり，の繰り返しになっていることが少なからずあるのではないだろうか。

　自らの治療方針が間違ってはいないのか，本当にこの診断で間違っていないと言えるのか，投与する薬剤の種類が増えてしまった現状がはたして正しいものなのか等，入院や施設入所などのイベントはこのような慢性疾患の治療内容・方針の再確認を行うよいきっかけと考えている。神経変性疾患のような慢性疾患に関わる時は，患者・家族・疾患のいずれとも長い付き合いになることを心にとどめておかねばならないだろう。

文献

1) 石川　厚，他：パーキンソン病に見られる認知症. 新潟医会誌. 2013；127(7)：368-78.
2) Kempster PA, et al：Relationships between age and late progression of Parkinson's disease：a clinico-pathological study. Brain. 2010；133(Pt 6)：1755-62.

3) McKeith IG, et al：Diagnosis and management of dementia with Lewy bodies：Fourth consensus report of the DLB Consortium. Neurology. 2017；89(1)：88-100.

4) McKeith IG, et al：Revisiting DLB diagnosis：A consideration of prodromal DLB and of the diagnostic overlap with Alzheimer disease. J Geriatr Psychiatry Neurol. 2016；29(5)：249-53.

5) 藤城弘樹, 他：臨床精神医学と臨床神経病理の接点 Prodromal DLBの多様性と脳病理. 老年精医誌. 2018；29(4)：429-34.

6) 長濱康弘：アルツハイマー病, レビー小体型認知症の高次脳機能障害. 高次脳機能研. 2011；31(3)：250-60.

7) Sunwoo MK, et al：α-Synuclein pathology is related to postoperative delirium in patients undergoing gastrectomy. Neurology. 2013；80(9)：810-3.

8) Galvin JE, et al：Lewy body dementia：the caregiver experience of clinical care. Parkinsonism Relat Disord. 2010；16(5)：388-92.

9) 太田晃一：PDの認知機能障害 レビー小体型認知症との鑑別は可能か. 認知症の最新医療. 2018；8(1)：9-13.

10) Litvan I, et al：Diagnostic criteria for mild cognitive impairment in Parkinson's disease：Movement Disorder Society Task Force Guidelines. Mov Disord. 2012；27(3)：349-56.

11) Fujiwara Y, Suzuki H, et al：Brief screening tool for mild cognitive impairment in older Japanese：validation of the Japanese version of the Montreal Cognitive Assessment. Geriatr Gerontol Int. 2010；10：225-32.

12) Emre M, et al：Clinical diagnostic criteria for dementia associated with Parkinson's disease. Mov Disord. 2007；22(12)：1689-707.

13) 内海雄思, 他：レビー小体型認知症の経過・予後. 老年精医誌. 2009；20(6)：618-22.

14) Armstrong MJ, et al：Cause of death and end-of-life experiences in individuals with dementia with Lewy bodies. J Am Geriatr Soc. 2019；67(1)：67-73.

15) 藤井直樹, 他：11年間の神経内科剖検例の解析 神経変性疾患に注目して. 医療. 2017；71(5)：199-203.

16) Irwin DJ, et al：Neuropathologic substrates of Parkinson disease dementia. Ann Neurol. 2012；72(4)：587-98.

17) 森　悦朗：ドネペジルによるDLB治療の最新知見. 老年精医誌. 2019；30：108-12.

18) 小阪憲司：レビー小体型認知症の治療をめぐって. 老年精医誌. 2016；27(増刊I)：120-5.

19) 厚生労働省：かかりつけ医のためのBPSDに対応する向精神薬使用ガイドライン(第2版). [https://www.mhlw.go.jp/stf/seisakunitsuite/bunya/0000135953.html]

20) 野﨑園子：薬と摂食嚥下障害. 神経内科. 2017；87(6)：620-5.

21) 中馬孝容：パーキンソン病のリハビリテーション治療. Jpn J Rehabil Med. 2019；56：190-4.

22) Keus SH, et al：Evidence-based analysis of physical therapy in Parkinson's disease with recommendations for practice and research. Mov Disord. 2007；22(4)：451-60.

23）藤本健一：Parkinson病, Parkinson症候群の姿勢異常. 神経内科. 2018；89(4)：400-7.
24）藤本健一：第3回 神経難病リハビリテーション研究会. 1. シンポジウム：神経難病に対するリハビリテーション研究の最新情報(3)「パーキンソン病の姿勢異常とリハビリテーション」. 2013（講演）.
25）平野牧人：Parkinson病と多系統萎縮症の摂食嚥下障害. 神経内科. 2017；87(6)：601-7.
26）厚生労働省：介護保険制度について.
[https://www.mhlw.go.jp/file/06-Seisakujouhou-12300000-Roukenkyoku/2gou_leaflet.pdf]
27）法務省：成年後見制度 成年後見登記制度.
[http://www.moj.go.jp/content/001287467.pdf]
28）大河内二郎：高齢者施設の機能と医療. 日老医誌. 2016；53(2)：96-101.

索引

数字

1 year rule **11**, **101**

欧文

A

α-シヌクレイン **8**, **29**
AAA（トリプルA） **14**, **119**
AD：Alzheimer's disease **6**, **8**
applause sign **34**

C

CBD：corticobasal degeneration **40**, **147**
　　――の診断基準（Armstrongら） **43**
CBS：corticobasal syndrome **40**
CDS：continuous dopaminergic stimulation **83**, **91**, **117**
COMT阻害薬 **82**, **84**, **93**
cue（キュー） **95**, **120**, **141**

D

D1，D2様受容体 **56**, **59**
DATSCAN® **15**, **34**
DBS：deep brain stimulation **115**
　　――施行患者のMRI **116**
　　――施行患者の火葬 **117**
DDS：dopamine dysregulation syndrome **106**
　　――のred flags **107**
　　――の予防 **108**
delayed on **79**, **87**
DESH：disproportionately enlarged subarachnoid-space hydrocephalus **46**
DIP：drug-induced parkinsonism **48**
diphasicジスキネジア **79**, **90**

DLB：dementia with Lewy body disease **102**, **125**, **126**, **128**
　　――／PDD **136**, **137**
　　――の注意点（進行期） **133**
　　――の臨床診断基準 **102**

G

GPi：internal segment of the globus pallidus **115**

H

Hoehn-Yahr分類 **140**, **141**, **142**
honeymoon period **60**, **78**, **90**

I

ICD：impulse control disorder **66**, **67**, **71**, **104**, **108**
iNPH：idiopathic normal pressure hydrocephalus **45**
International Parkinson and Movement Disorder Societyによる診断基準 **4**

L

Lewy小体型認知症 ☞DLB
L-ドパ **28**, **60**, **62**, **64**, **110**
　　――・カルビドパ水和物 **117**
　　――製剤の増量 **82**
　　――単剤による治療 **80**
　　――補充療法 **36**
　　――誘発性ジスキネジア **74**

M

MAO-B阻害薬 **62**, **69**, **71**, **82**
MIBG心筋シンチグラフィ **18**
MoCA-J **130**
MSA：multiple system atrophy **28**, **32**
　　――のMRI **33**
　　――のred flags **31**
　　――のサブタイプ **30**
　　――の主症状 **28**

N
NINDS-SPSP Criteria 36
no on 79, 87

O
OSIT-J 19

P
PD：Parkinson's disease 2, 4, 8
　　振戦型—— 114
　　——診療ガイドライン 3, 61
　　——の「4大徴候」 2
　　——の鑑別診断 28
　　——のスクリーニング 12
　　——の早期診断 15
　　——のバイオマーカー 13
　　——の病期 141
　　——のブレインバンク診断基準 3
PDD：Parkinson's disease with dementia 6, 101, 125, 128, 129
　　——の注意点（進行期） 131
pill-rolling 30
PSP：progressive supranuclear palsy 34, 36, 37
　　——のphenotype 37, 39
　　——の診断基準 36, 38

Q
QOL改善 145

R
REM睡眠行動異常 21
Richardson症候群 37

S
Shy-Drager症候群 30
Steele-Richardson-Olszewski症候群 37

T
therapeutic window 90
trembling in position 94

X
Xadago® 70

和文

あ
アカシジア 49
アゴニスト 62, 65, 82, 110
アジレクト® 69
アパシー 98, 99
アポカイン® 86
アポモルヒネ皮下注 86
アマンタジン 52, 74, 92
アミロイドβ 8
アムロジピン 50
アムロジン® 50
アリセプト® 50, 136
アルツハイマー病 ☞ AD
アンヘドニア 99, 100
安静時振戦 2

い
イストラデフィリン 85
医介連携 146, 151
異常運動／姿勢 79, 89
易転倒性 96

う
ウェアリングオフ 70, 79, 80, 84, 90
運動症状 78, 139
運動の減少／過多 58

え
エフピー® 69
嚥下機能評価 143

お
オピカポン 85
オランザピン 50
オリーブ橋小脳萎縮症 30
オン／オフ 79, 87

か
カバサール® 65
カベルゴリン 65
買い物依存 105

過食　105
加速歩行　79, 95
介護負担の軽減　145
介護保険制度　147
介護老人保健施設　152

き
気分障害　98
嗅覚障害　20
筋固縮　2, 35, 36

く
クエチアピン　50

け
軽度認知機能障害（MCI）　7, 127
頸部後屈　35, 36
血管性パーキンソニズム　47
幻覚　64
幻覚妄想　83, 101, 116, 132, 138

こ
降圧薬　51
攻撃性亢進　105
抗コリン薬　64, 73, 74, 131
抗精神病薬　49, 132
抗てんかん薬　51
抗認知症薬　51
口唇ジスキネジア　49
公的支援制度　146
高度進行期　124, 145
高齢者　62, 88
黒質緻密部　9
腰曲がり　120

さ
サフィナミド　70
錯視　138

し
シャント術　46
ジスキネジア　79, 89, 90
ジストニア　79, 90, 92
ジプレキサ®　50

ジルチアゼム　50
視床腹中間核破壊術　114
姿勢異常　79
姿勢反射障害　2, 96
指定難病（特定疾患）の申請　72
自律神経障害　28
若年患者　61
障害者総合支援法　150
衝動制御障害　66, 104
小脳性運動失調　28
新オレンジプラン　151
新奇探索傾向　67
進行性核上性麻痺　☞ PSP
身体障害者福祉法　149

す
すくみ足　79, 94, 120
スタレボ®配合錠　84
錐体路障害　28

せ
セレギリン　69, 88
セレネース®　50
セロクエル®　50
性行動亢進　105
精神症状　64
成年後見制度　150
生命予後　124
線条体黒質変性症　30

そ
ゾニサミド　85
早期パーキンソン病　56, 61, 73
　　――への薬剤（若年）　63
　　――への薬剤の比較　62

た
タウ蛋白　8
多系統萎縮症　☞ MSA
大脳基底核の回路網　57
大脳皮質基底核症候群　☞ CBS
淡蒼球内節破壊術　114

ち

知的障害合併者 62
中期パーキンソン病 78, 79

て

デパケン® 50
デュオドーパ 91, 117
定位脳手術 112
低血圧 48

と

ドネペジル 50, 103, 136
ドパストン® 144
ドパミン 56
　　――D2受容体遮断薬 49
　　――神経細胞 9
　　――調節異常症候群 ☞DDS
糖尿病合併 137
特別養護老人ホーム 152
突進現象 96
突発性睡眠 66

な

内服時間の調整 81
難病医療費助成制度（特定疾患） 146

に

ニュープロ®パッチ 65
尿失禁 45
任意後見制度 150
認知機能 45, 135
認知症 62, 124
　　――を伴うパーキンソン病 ☞PDD

ね

眠気 71

の

ノルバスク® 50
脳室拡大 46
脳深部刺激療法 115

は

ハロペリドール 50
バルプロ酸 50

パーキンソニズム 4, 28, 125
　　薬剤性―― 48, 50
パーキンソン症候群 28, 34
発症前診断 11
麦角系アゴニスト 65
　　非―― 65, 68, 71
反復常同行動 106

ひ

非運動症状期 2
非定型抗精神病薬 137
病診連携 151
病的賭博 105

ふ

不安 100
不随意運動 89, 92

へ

ヘルベッサー® 50

ほ

歩行障害 45, 79, 93
法定後見制度 150

む

無動・寡動 2

め

メネシット® 117

や

薬剤減量 110
薬効の不安定性 79

ら

ラサギリン 69, 70

り

リスパダール® 50
リスペリドン 50
リハビリテーション 95, 119, 139, 143
リバスチグミン 103

れ

レボドパ・カルビドパ配合経腸用液 117

ろ

ロチゴチン 65, 83

川上忠孝 *Tadataka Kawakami*
新小山市民病院副院長，神経内科部長

略歴

1960年島根県大田市生まれ。地元の大田高校から1979年に自治医科大学医学部入学。1985年3月卒業後は島根県立中央病院で初期研修開始。内科医として以下の県内の病院・診療所を歴任：島後町村組合立隠岐病院（現　隠岐広域連合立隠岐病院），島前町村組合立島前診療所（現　隠岐広域連合立隠岐島前病院）・知夫村診療所（兼任），石見町立邑南病院（現　公立邑智病院），羽須美村国保阿須那診療所（現　邑南町国保直営阿須那診療所）。1994年4月，島根県職を辞し自治医科大学神経内科へ。国立療養所足利病院（現　あしかがの森足利病院）・上都賀総合病院への派遣や病棟医長・外来医長を経験後，助手（2004年）～講師（2007年）を経て，2012年7月に小山市民病院（現　新小山市民病院）に（副院長，神経内科部長）。2014年からは自治医科大学新おやま市民病院地域医療教育センター長も兼任し医学生教育にも従事している。

資格など

医学博士，日本神経学会専門医・指導医・代議員，日本内科学会総合内科専門医・指導医。専門領域はパーキンソン病および関連疾患・認知症・経頭蓋的磁気刺激検査など。

パーキンソン病の診療の進め方
長く向き合うために必要なこと

定価（本体3,700円＋税）
2019年 7月26日　第1版

著　者　川上忠孝
発行者　梅澤俊彦
発行所　日本医事新報社　www.jmedj.co.jp
　　　　〒101-8718　東京都千代田区神田駿河台2-9
　　　　電話（販売）03-3292-1555　（編集）03-3292-1557
　　　　振替口座　00100-3-25171
印　刷　ラン印刷社

© Tadataka Kawakami 2019 Printed in Japan
ISBN978-4-7849-4837-6　C3047　¥3700E

・本書の複製権・翻訳権・上映権・譲渡権・公衆送信権（送信可能化権を含む）は（株）日本医事新報社が保有します。

JCOPY　〈(社)出版者著作権管理機構 委託出版物〉
本書の無断複写は著作権法上での例外を除き禁じられています。複写される場合は、そのつど事前に、(社)出版者著作権管理機構（電話 03-3513-6969、FAX 03-3513-6979、e-mail:info@jcopy.or.jp）の許諾を得てください。

電子版のご利用方法

巻末の袋とじに記載された**シリアルナンバー**で，本書の電子版を利用することができます。

手順①：日本医事新報社Webサイトにて**会員登録（無料）**をお願い致します。
（既に会員登録をしている方は手順②へ）

> 日本医事新報社Webサイトの「Web医事新報かんたん登録ガイド」でより詳細な手順をご覧頂けます。
> www.jmedj.co.jp/files/news/20180702_guide.pdf

手順②：登録後「**マイページ**」**に移動**してください。
www.jmedj.co.jp/mypage/

「マイページ」

マイページ中段の「電子コンテンツ」より
電子版を利用したい書籍を選び，
右にある「SN登録・確認」ボタン（赤いボタン）をクリック

表示された「電子コンテンツ」欄の該当する書名の
右枠にシリアルナンバーを入力

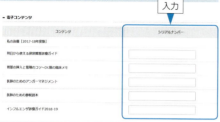

下部の「確認画面へ」をクリック

「変更する」をクリック

会員登録（無料）の手順

1 日本医事新報社Webサイト（www.jmedj.co.jp）右上の「**会員登録**」**をクリック**してください。

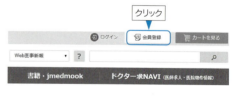

2 サイト利用規約をご確認の上（1）「**同意する**」**にチェック**を入れ，（2）「**会員登録する**」**をクリック**してください。

3 （1）**ご登録用のメールアドレスを入力**し，（2）「**送信**」**をクリック**してください。登録したメールアドレスに確認メールが届きます。

4 確認メールに示された**URL（Webサイトのアドレス）**をクリックしてください。

5 会員本登録の画面が開きますので，**新規の方は一番下の**「**会員登録**」**をクリック**してください。

6 会員情報入力の画面が開きますので，（1）**必要事項を入力**し（2）「（サイト利用規約に）**同意する**」**にチェック**を入れ，（3）「**確認画面へ**」**をクリック**してください。

7 会員情報確認の画面で入力した情報に誤りがないかご確認の上，「**登録する**」**をクリック**してください。